폐암 완치로 인도하는 최고 의료진의 동행길

생명의 숨길을 여는 첨단 폐암 치료

폐암 완치로 인도하는 최고 의료진의 동행길
생명의 숨길을 여는 첨단 폐암 치료

2025년 11월 10일 초판 1쇄

지은이 김경환, 김은영, 김하은, 김혜련, 박병조, 박상준, 박지수, 심효섭,
양영호, 여자현, 용승현, 윤홍인, 이건인, 이기쁨, 이상훈, 이진구,
이창영, 임동진, 임선민, 조병철, 조재호, 홍민희, 홍태희

펴낸곳 연세대학교 출판문화원

주소 서울특별시 서대문구 연세로 50
등록 1955년 10월 13일(제9-60호)
전화 02) 2123-3378~82
팩스 02) 2123-8673
전자우편 ysup@yonsei.ac.kr
홈페이지 http://press.yonsei.ac.kr

기획 황세희
편집 구상나무
북디자인 이순민
삽화 jebi. J, 하람

ISBN 978-89-6858-918-6(04510)
978-89-6850-761-8(세트)

값 17,000원

연세암병원
YONSEI CANCER CENTER

✚ 연세암병원기획총서 07

생명의 숨길을 여는 첨단 폐암 치료

폐암 완치로 인도하는 최고 의료진의 동행길

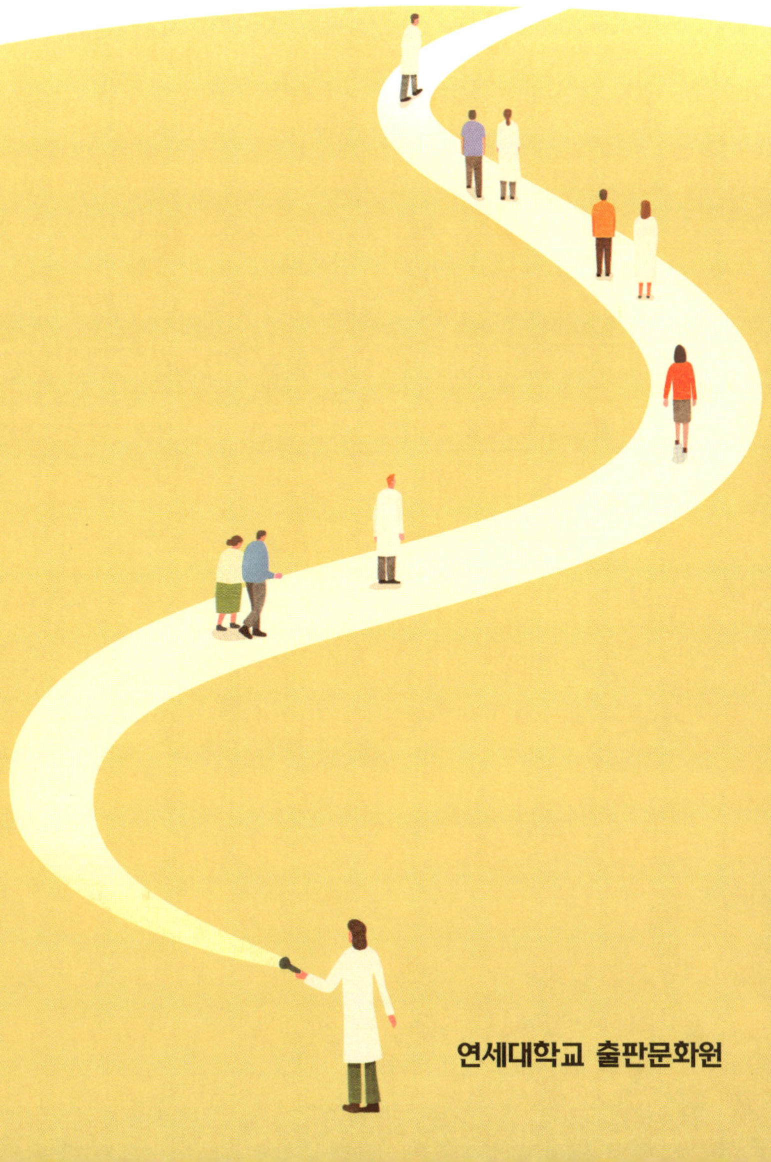

김경환
김은영
김하은
김혜련
박병조
박상준
박지수
심효섭
양영호
여자현
용승현
윤홍인
이건인
이기쁨
이상훈
이진구
이창영
임동진
임선민
조병철
조재호
홍민희
홍태희

연세대학교 출판문화원

서문

최초의 신기술, 최상의 치료 첨단 암 치료 100년의 발자취를 이어가겠습니다

암 발생률 2위, 5년 상대 생존율 40.6%. 한국인 폐암의 현주소입니다. 통계청이 한국인 사망 원인을 조사한 1983년 이후 지금까지 40년 이상, 사망 원인 1위는 암입니다. 최근 암 사망률은 161.1명이며 전체 사망 원인의 26%를 차지합니다(2023년). 인구 10만 명당 161명이 다양한 종류의 암으로 사망한다는 뜻입니다.

과거에는 암 진단을 사망선고로 받아들였습니다. 현대 의학이 발달한 1990년 전반기까지도 암 환자 생존율은 40%를 넘기는 정도였습니다(1993~1995년, 42.9%). 하지만 이후 눈부신 첨단 의과학이 지속적으로 발달한 덕분에 이제는 암 환자 5년 생존율이 70%를 웃돕니다(2018~2022년, 72.9%).

평균적인 암 생존율은 이렇듯 좋아졌지만, 아직도 한국인에게 빈발하고 또 완치가 쉽지 않은 암도 적지 않습니다. 대표적인 예가 폐암입니다.

2022년 기준으로 보면 암 진단을 받은 환자 28만 2,047명 중 폐암 환자는 11.5%인 3만 2,313명이며 이 중 40%가 생존합니다.

물론 20년 전 폐암 생존율 16.6%와 비교하면 지금은 폐암 진단 후 생존할 확률이 2.5배나 높아졌습니다. 그렇지만 아직도 어려운 치료 과정을 견뎌 낸 뒤 유명을 달리하는 환자가 60%나 되는 셈입니다.

따라서 폐암은 적기에, 최상의 치료를 받는 게 매우 중요합니다.

"The First, The Best(최초의 신기술, 최상의 치료)."

연세암병원은 제중원 140년의 역사를 이어가는 연세의료원의 모토를 암 환자에게 실현시키는 첨단 암 치료의 산실입니다.

1922년 국내 최초의 암 환자 방사선 치료, 1969년 국내 최초의 암센터 개설, 2005년 국내 최초의 암 환자 로봇 수술, 2023년 국내 최초의 암 환자 중입자 치료 등은 연세의료원이 암 치료의 선봉장으로 걸어온 100년의 발자취입니다.

이 전통을 이어가는 연세암병원은 폐암 환자에게 최상의 치료를 제공하기 위해 최선의 노력을 기울이고 있습니다. 실제 연세암병원에 폐암 환자로 등록되는 순간부터 탁월한 치료 실적을 가진 여러 분야 전문가들이 모여 실시간 소통하면서 환자의 생명을 구하고 삶의 질을 향상시키기 위한 해결책을 찾습니다.

이런 의료진의 정성은 연세암병원을 찾는 모든 폐암 환자에게 '원스톱 3종 치료(One Stop, Triple Therapy)'를 제공하는 결실로 꽃을 피웁니다.

폐암 치료 과정은 지난하며, 완치를 향해 가는 여정에서 병원을 방문하는 날이 많습니다. 환자와 보호자 중에는 "치료받는 것보다 병원 방문하는 과정이 더 힘들다"고 호소하시는 분도 있습니다. 바로 이런 환자와 보호자의 불편을 최소화하기 위해 한 번 방문했을 때 필요한 검사와 진료, 치료를 당일에 모두 해결할 수 있도록 효율적인 시스템을 운영하고 있습니다.

또 완치를 위해 수술, 항암 치료, 방사선 치료 등 세 종류의 치료가 모두 필요한 환자가 많은 폐암 치료의 특징을 고려해 환자 맞춤형 3종 치료법과 치료 시기를 신속하게 찾아서 제공합니다.

폐암도 조기 발견으로 조기 치료하는 게 최선입니다. 그런데 본인도 모르게 진행된 상태에서 발견되는 경우도 많고 소세포암처럼 전이가 된 이후에 진단되는 환자가 70%인 경우도 있습니다. 이런 난치성 환자들을 위해서는 신약에 대한 임상시험을 선도해 희망을 전하고 있습니다.

이 책은 연세암병원 의료진이 날로 발전하는 첨단 의과학적 지식과 방대한 환자 치료 경험을 바탕으로 폐암 환자들에게 희망을 전하기 위해 제작되었습니다. 이 책이 난치성 폐암 환자와 보호자들이 걸어가는 힘든 치료 여정에서 밝은 이정표가 되기를 희망합니다.

그간 집필을 위해 노력하신 저자분들께 진심 어린 존경과 감사를 드립니다. 또 책 발간을 위해 애써 주신 관계자들께도 감사의 마음을 전합니다.

끝으로 이사야서 말씀으로 인사를 마무리하고자 합니다.

두려워하지 말라, 내가 너와 함께 함이라, 놀라지 마라, 나는 네 하나님이 됨이라(『이사야서』 41장 10절).

2025년 11월

연세암병원장

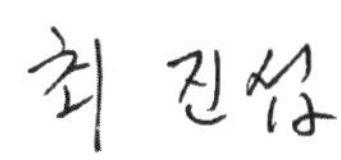

차 례

01

생명의 숨길을 담당하는 폐의 구조와 기능

양영호 연세암병원 폐암센터 교수(흉부외과)

폐는 우리 몸에서 산소와 이산화탄소의 가스 교환을 담당하는 호흡기관으로, 생명 유지에 필수적이다. 폐포라 불리는 작은 공기주머니에서 산소를 혈액으로 흡수하고 이산화탄소를 배출하며, 이 과정을 통해 체내 세포에 산소를 공급한다.

폐는 늑골로 둘러싸여 보호되며, 양쪽 흉강에 위치한다. 폐는 두 겹의 흉막으로 싸여서 움직일 때 마찰을 줄이고, 횡격막과 늑간근의 움직임으로 숨을 쉬게 된다.

사람은 보통 오른쪽에 3개 엽(상엽, 중엽, 하엽), 왼쪽에 2개 엽(상엽, 하엽)의 폐가 있으며, 두 폐를 합친 무게는 약 1.3kg 정도다. 기관에서 좌우 주기관지로 갈라진 후 여러 차례 가지를 뻗어 지름 0.5㎜ 미만의 세기관지와 폐포로 이어진다.

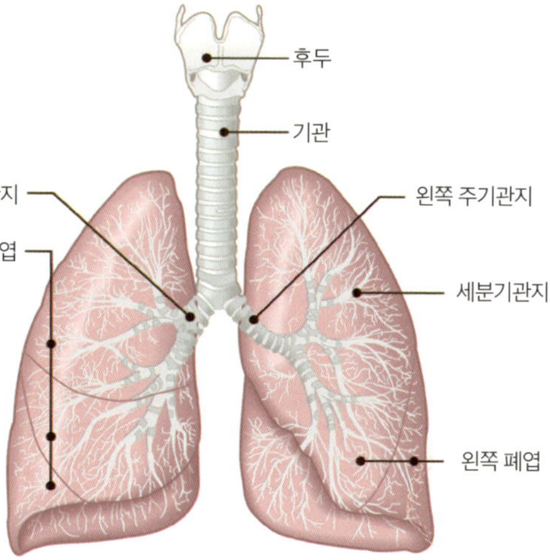

[그림 1-1] 폐의 전반적인 구조

오른쪽 폐는 상엽, 중엽, 하엽으로 구성되고, 왼쪽 폐는 상엽과 하엽으로 이루어져 있다.
기관(Trachea)으로부터 기관지(오른쪽, 왼쪽 주기관지)가 폐로 들어가고,
그 가지들이 세분화되어 말단에 폐포가 분포한다.

폐의 구조와 기능

폐는 기도와 폐 실질로 나눌 수 있다. 기도는 코-인두-후두를 거쳐 기관과 기관지로 이어지며 공기의 통로 역할을 하고, 폐 실질은 폐포가 모여 있는 부분으로 실제 가스 교환이 일어난다.

• 기관

기관은 좌우 주기관지로 갈라지고, 이어 엽기관지와 세분기관지

로 가지를 쳐 나간다. 이러한 나뭇가지 구조의 끝에 약 1㎜ 이하의 세기관지가 있으며, 그 말단에 폐포가 모여 폐포낭을 이룬다.

• 폐포

폐포는 포도송이 모양의 미세한 공기주머니이며, 폐포 벽을 사이에 두고 공기와 모세혈관 혈액이 인접해 있다. 폐포의 벽은 약 0.2~0.3㎛로 매우 얇아 산소와 이산화탄소가 쉽게 이동할 수 있다. 숨을 들이마시면 산소가 풍부한 공기가 들어와 폐포 주변의 모세혈관망을 통해 산소는 혈액의 적혈구로 들어가고, 이산화탄소는 폐포 내로 배출된다. 이렇게 산소화된 혈액은 심장으로 돌아가 전신으로 공급되고, 이산화탄소는 날숨으로 배출된다. 폐포의 총 개수는 약 3억~5억 개에 달하며, 이를 모두 펼치면 테니스코트 크기에 맞먹는 70㎡ 이상의 넓은 표면적을 형성한다. 이로써 공기와 혈액 사이의 가스 교환이 효율적으로 이루어질 수 있다.

• 흉막

흉막은 폐를 둘러싼 두 겹의 막이며, 벽측 흉막과 장측 흉막 사이에 얇은 윤활액이 있어 폐가 호흡할 때 마찰 없이 움직이도록 돕는다. 흉막강 내의 음압은 폐를 팽창시키는 힘으로 작용하여 들숨 시 공기가 들어오게 한다.

폐의 중요한 기능으로 혈액 공급을 들 수 있다. 폐동맥은 신체를 돌고 난 후 심장으로 들어온 산소가 적은 정맥혈을 폐로 보내 산소를 얻도록 하고, 폐정맥은 산소가 풍부한 동맥혈을 심장으로 되돌려 전신으로 퍼뜨린다. 또한 기관지동맥을 통해 폐 조직 자체에 산소와 영양을 공급하는 별도의 체순환 혈액 공급도 한다.

폐의 손상과 폐암

폐 구조에 대한 해부학적 이해는 폐암 진단 및 치료에 필수적이다. 진단 시 종양의 위치에 따라 쐐기 절제와 엽절제와 같은 수술 범위가 결정되기도 한다.

또한 환자가 호흡곤란을 겪을 때, 폐의 구조적 이상과 가스 교환 기능 저하 여부를 평가하여 기관지 폐쇄, 폐렴, 흉수, 폐색전증 등과 같은 폐암에 동반된 문제점을 확인하고 그에 맞는 대처를 할 수 있다. 예를 들어, 폐렴이나 폐부종이 생기면 폐포 안이 액체로 가득 차 가스 교환 면적이 줄어들고 산소 공급이 어려워지며, 이로 인해 호흡곤란이 발생한다.

• 폐활량과 폐기능 검사

폐의 기능 정도를 확인하기 위해 보통 치료 시작 전 폐기능 검사(Spirometry)를 시행한다. 폐는 탄성으로 팽창과 수축을 반복하는데, 만성폐쇄성폐질환(COPD), 폐섬유화 같은 폐질환으로 탄성이 떨어지면 폐

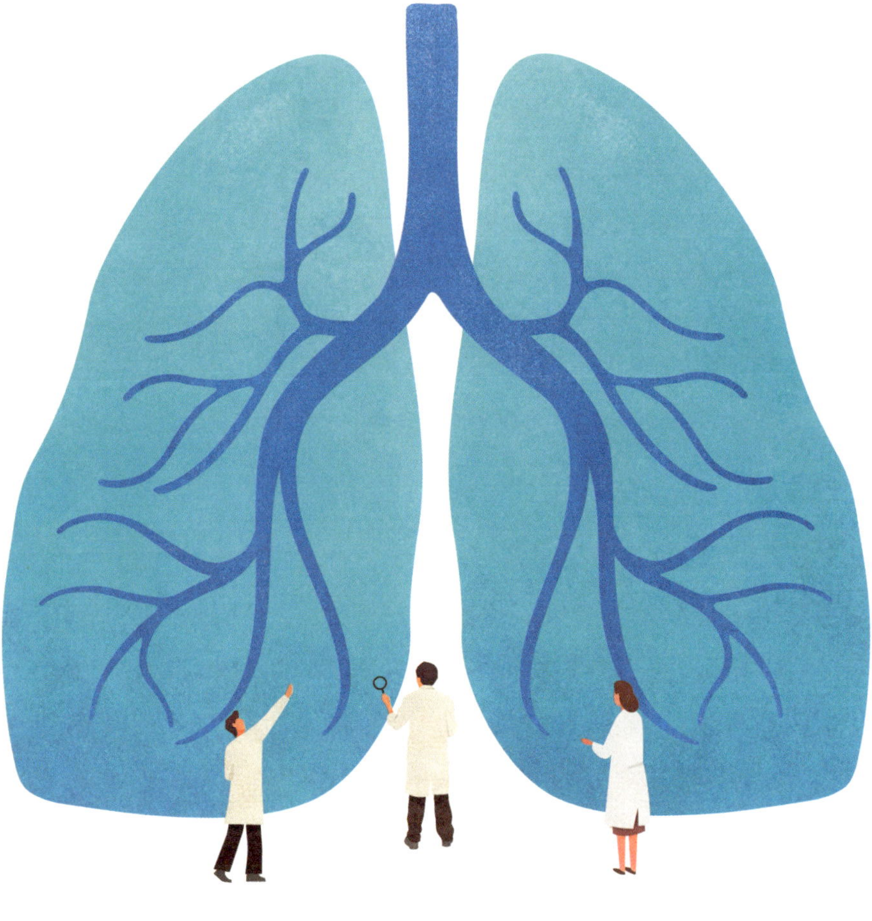

활량 감소와 호흡부전이 생길 수 있다. 이런 경우 폐기능 검사로 노력성 폐활량(FVC), 1초 강제 호기량(FEV1) 감소를 확인하여 폐의 기능적 손상을 평가한다.

건강한 폐 상태를 유지하려면?

• 금연의 중요성

담배 연기는 폐포와 기도의 섬모상피를 손상시켜 정상적인 청정 작용을 방해한다. 지속적인 흡연 시 폐포벽이 파괴되고 폐기능이 떨어져 만성폐쇄성폐질환이나 폐암의 위험이 커지기 때문에 금연이 매우 중요하다.

• 호흡기 감염 예방

폐는 외부와 통하는 기관이므로 감염 예방이 중요하다. 독감이나 폐렴구균 예방접종을 통해 호흡기 감염을 줄이고, 감기나 기관지염에 걸리지 않도록 손 씻기 및 마스크 착용을 생활화하는 것이 좋다.

• 규칙적인 운동

가벼운 유산소 운동은 폐의 환기와 순환을 개선하고 호흡근을 강화시켜 폐기능 유지에 도움이 된다. 단, 폐질환 환자는 운동 강도를 의사와 상의해야 하는데, 호흡곤란이 심해지면 즉시 중단한다.

• 환경 관리

미세먼지, 유해 가스 노출을 줄이는 생활 습관이 중요하다. 대기 오염이 심한 날은 실외 활동을 자제하고, 환기를 시키되 공기청정기 등을 사용하여 실내 공기 질을 관리한다. 또한 직업적으로 분진이나 화학물질에 노출되는 경우 적절한 보호 장비를 착용하고 정기적으로 폐 검진을 받아야 한다.

• 호흡 재활

폐질환 환자에게는 호흡근 강화 운동이나 호흡 재활치료가 권장된다. 예를 들어 입술 오므리기 호흡법(Pursed-lip Breathing), 복식호흡 등을 연습하면 호흡 효율을 높이고 호흡곤란을 줄이는 데 도움이 된다.

생명의 숨길, 폐 위험 인자는 조기에 관리하고 예방해야

폐는 생명의 숨길 역할을 하는 기관으로, 산소 공급과 이산화탄소 배출을 통해 인체 항상성을 유지하게 한다. 수억 개의 폐포를 통해 넓은 면적으로 효율적인 가스 교환이 이루어진다.

폐의 해부학적 구조를 이해하면 폐암을 비롯한 호흡기 질환의 진단과 치료 계획 수립에 큰 도움이 된다.

건강한 폐기능 유지를 위해서는 금연, 청정한 공기 환경 유지, 규칙적인 운동과 호흡기 감염 예방이 필수적이다. 흡연은 폐기능을 저하

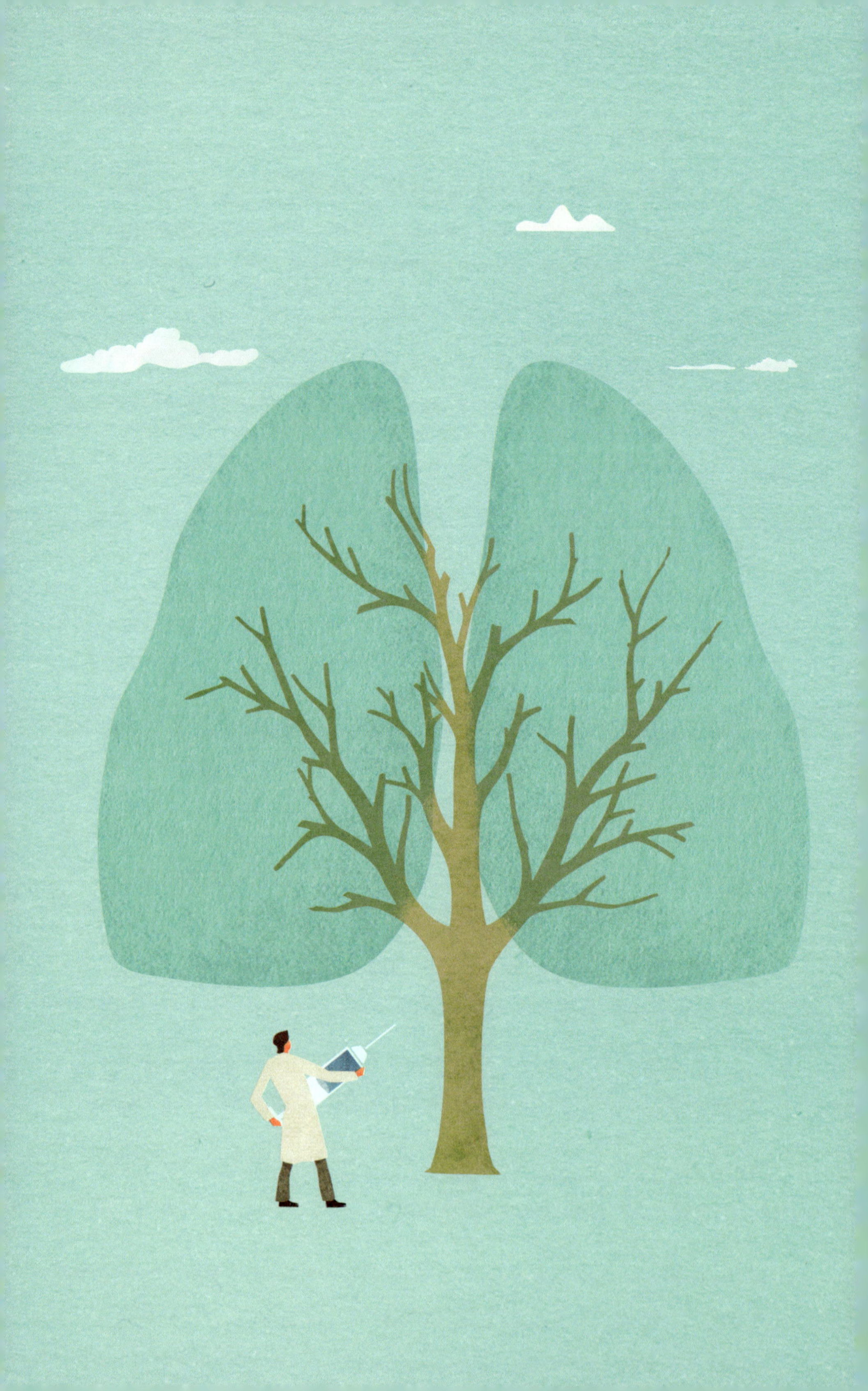

시키는 한편 폐암의 주요 원인이므로 반드시 피해야 한다.

폐에 증상이 없는 초기에도 정기 검진과 폐기능 평가를 통해 폐 건강을 확인하는 것이 좋다. 폐는 손상되기 전에는 증상이 미미할 수 있으므로, 위험 인자는 조기에 관리하고 예방하는 것이 중요하다.

참고문헌

- StatPearls. Anatomy, thorax, lungs(2024): 폐의 주요 기능이 가스 교환임을 설명[pubmed.ncbi.nlm.nih.gov].
- Wikipedia. Lung: 인간 폐의 해부학적 특징과 폐포의 수 등에 대해 기술[en.wikipedia.org].
- 미국 NIH. StatPearls physiology: 폐 해부학 지식의 중요성 강조[pubmed.ncbi.nlm.nih.gov].
- Merck Manuals. Respiratory system: 폐포를 통한 산소와 이산화탄소 교환 원리.
- 대한의학회지. 호흡기 생리학 개요: 폐의 탄성 및 용적에 대한 해설.

02

조직 검사 및 유전자 변이로 구분되는 폐암의 실체

심효섭 연세암병원 폐암센터 교수(병리학교실)

최근 폐암 치료가 더욱더 정교해졌다. 폐암의 실체를 조직과 유전자 수준에서 규명함으로써, 과거에 획일적이던 치료가 개인 맞춤 정밀의학으로 발전하고 있다.

폐암의 종류와 진단

폐암은 크게 비소세포폐암(Non-Small Cell Lung Cancer, NSCLC)과 소세포폐암(Small Cell Lung Cancer, SCLC)의 두 가지로 구분된다. 비소세포폐암은 다시 조직학적 특성에 따라 선암(Adenocarcinoma), 편평세포암(Squamous Cell Carcinoma), 대세포암(Large Cell Carcinoma) 등으로 나뉜다. 전체 폐암

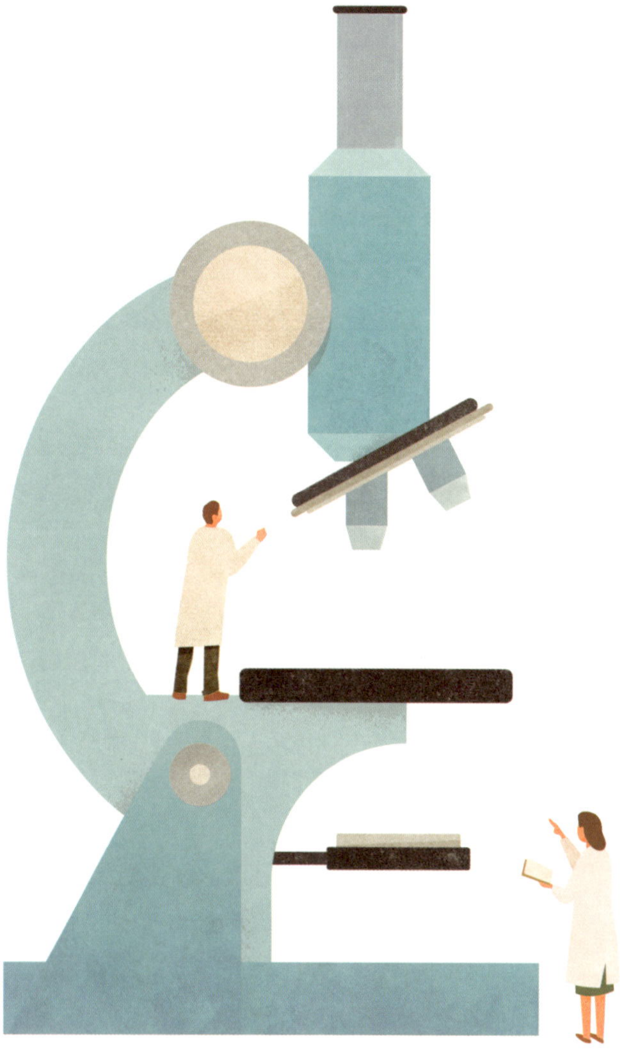

의 약 85%는 비소세포폐암으로 분류되고, 약 15% 정도가 소세포폐암이다. 각 폐암의 조직학적 분류에 따라 암의 특성과 치료 전략이 달라진다.

• 조직 검사

폐암을 정확히 진단하고 분류하기 위해서는 암 조직을 떼어 내어 검사하는 조직 생검(Biopsy)이 필수이다. 조직 검사를 통해 위의 조직학적 유형을 확인할 뿐만 아니라, 최근에는 암세포 내 유전자 변이 분석을 통해 특이 표적을 찾아낼 수 있다.

• 개인 맞춤 치료로 생존율 향상

폐암의 실체를 조직과 유전자 수준에서 규명함으로써, 과거에 획일적이던 치료가 정밀의학으로 발전했다. 예를 들어 EGFR 변이가 있는 폐암은 EGFR 억제제를 쓰고, ALK 재배열이 있는 경우 ALK 억제제를 사용하는 등 유전자 프로파일에 따른 치료로 생존율이 크게 향상되었다. 조직 검사로 얻은 정보에 따라 수술, 항암제, 표적치료, 면역치료 등 완전히 다른 치료 전략이 수립되므로, 환자에게도 자신의 암이 어떤 종류이며 어떤 유전자 변이가 있는지 이해하는 것이 중요하다. 이는 폐암 환자의 조직 검사 결과가 단순 진단을 넘어 치료 방향까지 결정하는 핵심 정보임을 보여 준다.

폐암의 병리, 생리, 기전

● 비소세포폐암(NSCLC)

가장 흔한 유형으로, 소세포폐암과 비교하여 상대적으로 진행이 느리고 국소적으로 시작하는 경향이 있다. 조직학적으로 선암, 편평세포암, 대세포암으로 나뉜다.

- **선암:** 폐암 중 가장 흔한 유형으로, 주로 폐 말초 부위에서 발생하고 비흡연자나 여성에게서도 비교적 흔하게 나타난다. 현미경으로 보면 샘(Gland)을 형성하는 세포 특징이 있고, EGFR 돌연변이나 ALK 재배열 등의 분자 변이가 빈번히 관찰되어 표적치료의 대상이 된다.
- **편평세포암:** 주로 흡연과 연관되어 기관지 중앙부에 발생하는 경향이 있다. 조직학적으로는 편평한 세포로 구성되고 각질 형성이나 간극교(Desmosome)를 보이는 특징이 있다. 표적 유전자 변이는 선암보다 적지만 FGFR 변이 등에 대한 연구가 일부 진행되고 있다.
- **대세포암:** 선암이나 편평암으로 분류되지 않는 미분화된 암들을 포함한다. 세포가 크고 형태학적 특징이 뚜렷하지 않아 붙은 이름이며, 상대적으로 드문 편이다.

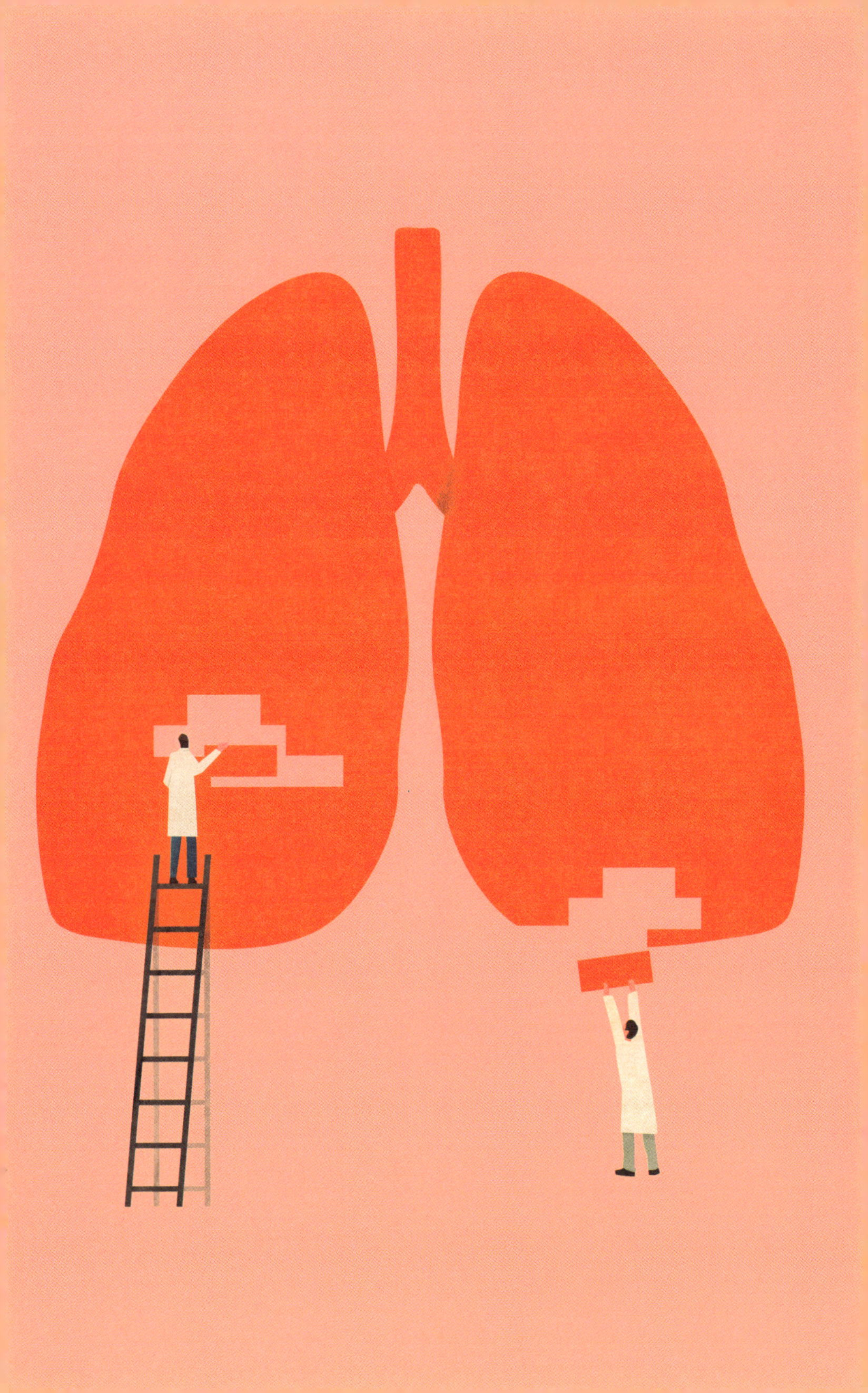

• 소세포폐암(SCLC)

세포 크기가 작고 증식 속도가 매우 빠른 폐암으로, 거의 대부분 흡연과 관련이 깊다. 중앙기관지에 발생하여 초기부터 전신 전이, 특이 뇌 전이가 동반되는 경우가 많으며, 조직 검사에서 신경내분비종양의 특징을 보이는 둥글고 작은 세포들이 밀집한 형태로 관찰된다. 소세포암은 병기를 제한기(Limited Stage)와 확장기(Extensive Stage)의 두 가지로 나누며, 초기에 항암화학 요법과 방사선 치료에 대한 반응이 좋으나 재발이 잦은 것이 특징이다.

폐암의 정확한 진단과 분류

폐암의 정확한 진단과 분류를 위해서는 조직 검사가 필수이며, 폐암은 비소세포폐암(85%)과 소세포폐암(15%)으로 나뉜다. 비소세포폐암은 선암, 편평세포암 등의 조직학적 아형으로 구분되고, 각 유형마다 치료 접근이 달라진다.

유전자 변이 분석은 현대 폐암 치료의 핵심으로, EGFR, ALK, ROS1 등 표적 가능한 돌연변이의 존재 여부에 따라 표적치료제 선택이 이루어진다.

소세포폐암은 증식이 빠르고 일찍 전이되므로, 조직 검사로 진단 시 이미 전신 치료를 염두에 두어야 한다. 반면 비소세포폐암은 조기 발견 시 수술적 완치가 가능하므로, 조직학적 분류와 병기 결정이 곧

치료 계획 수립으로 이어진다.

NGS(Next Generation Sequencing, 차세대 염기서열 분석)

NGS 검사는 인간 유전체의 염기서열을 정밀하게 분석하여 질병의 발생과 관련된 유전자 변이를 탐지하고, 이를 바탕으로 개별 환자 맞춤형 치료 전략을 수립할 수 있게 하는 최신 정밀 의료 기술이다.

이 검사는 생검으로 얻은 조직 시료뿐 아니라 혈액을 이용한 액체 생검 형태로도 수행이 가능하며, 두 방식은 각각의 장점을 지닌 상호보완적인 검사법이다.

현재 NGS 검사는 폐암의 분자병리 진단과 표적항암제 선택을 위한 핵심적이자 필수적인 검사 도구로 자리 잡고 있다.

참고문헌

- Medscape. "Non-small cell lung cancer: practice essentials": NSCLC가 전체 폐암의 85%를 차지하며 조직학적 아형을 기술[emedicine.medscape.com].
- *Annals of Oncology*(2019). EGFR 변이 역학: EGFR 돌연변이는 아시아 환자 폐선암의 40~60%에서 발견된다[annalsofoncology.org].
- NCCN 가이드라인 요약(2023): 폐암 환자에게서 표준적으로 검사해야 할 바이오마커 목록(EGFR, ALK, ROS1 등)과 치료 권고[medifonews.com].
- 대한폐암학회. 폐암 진료 지침 3판(2023): 폐암의 병리 진단 및 분자 검사 권고 사항.
- *New England Journal of Medicine*(2010 & 2018): EGFR 변이 폐암에서 게피티닙(Gefitinib) 및 오시머티닙(Osimertinib) 등의 효과 입증(1세대 vs 화학 요법 PFS 개선 등)[nature.com].
- *Journal of Thoracic Oncology*(2021) 등: ALK 재배열 폐암의 특징 및 ALK 억제제 임상 결과.
- *Lancet Oncology*(2019). CASPIAN trial 부록: 다양한 변이 음성 & PD-L1 고표현 환자의 치료 알고리즘.

03

폐암 환자에게 나타나는 다양한 증상

이상훈 연세암병원 폐암센터 교수(호흡기내과)

폐암은 초기에는 뚜렷한 증상이 없거나 경미하여 '침묵의 살인자'로 불리기도 한다. 하지만 암이 진행됨에 따라 환자에게 다양한 증상이 나타날 수 있으며, 이러한 증상은 종양의 위치, 크기, 주변 구조의 침범 및 전이 여부에 따라 크게 달라진다.

증상은 조기 발견의 단서가 되기도 하지만, 안타깝게도 암이 상당히 진행된 후에야 증상이 악화되어 병원을 찾는 경우가 많다. 그러므로 무엇보다 조기 진단이 중요한데, 이를 위해서는 평소에 많은 이들이 폐암의 흔한 증상에 대해서 알고 경각심을 가질 필요가 있다.

폐암의 증상과 조절

폐암의 증상은 국소적인 호흡기 증상에서부터 암의 전이에 따른 전신 증상, 그리고 부종양 증후군(Paraneoplastic Syndrome)까지 매우 다양하다. 따라서 기침, 피 섞인 가래나 객혈, 호흡곤란 등과 같은 호흡기 증상이나 원인을 알 수 없는 체중 감소, 식욕 저하, 피로감 같은 전신 증상이 지속될 수 있다. 또한 폐와 관련은 없으나 원격 전이에 의해 발생할 수 있는 원인을 알 수 없는 뼈 통증, 두통, 어지러움 같은 신경학적 증상 등도 폐암과 관련될 수 있음을 인지해야 한다.

이러한 증상들은 환자의 삶의 질에 직접적인 영향을 미치므로, 증상 조절 역시 치료의 중요한 부분이다. 또한 증상의 양상은 병기 결정과 치료 전략 수립에도 영향을 준다. 예를 들어 심한 체중 감소, 통증이 있다면 이미 진행 암을 시사하는 것일 수 있고, 뇌 전이에 의한 증상이 나타난다면 치료 계획에 방사선 치료 등이 포함되어야 한다.

• 환자 교육

폐암 환자와 가족이 여러 가지 증상의 의미와 관리법을 알면 자기 관리에 도움이 된다. 예를 들어 암성 통증에 대비한 진통제 사용 방법, 호흡곤란 완화를 위한 호흡 재활 방법 등을 미리 교육하면 응급 상황을 줄일 수 있다. 따라서 의료진은 폐암으로 인해 나타날 수 있는 다양한 증상을 사전에 알려 주고, 증상이 나타났을 때 대처법과 언제 의료진에 연락해야 하는지 등을 교육해야 한다.

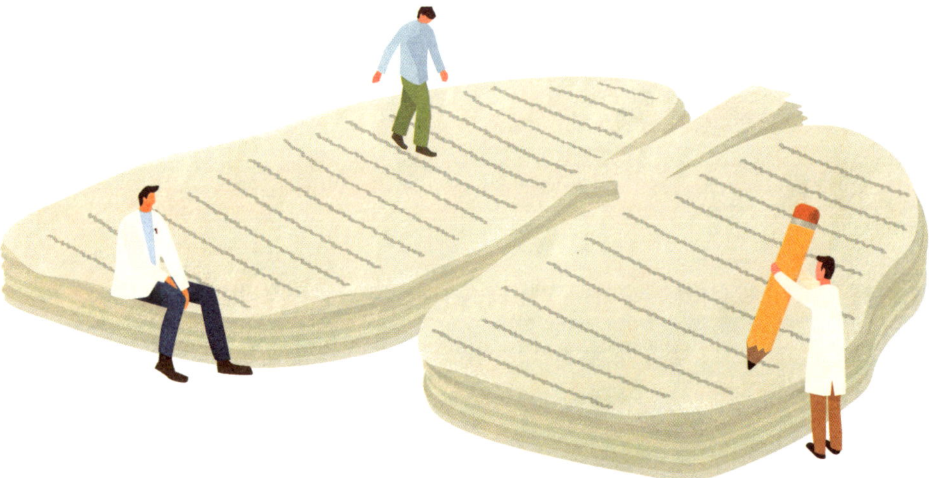

폐암의 주요 증상과 그 기전

• 만성 기침

기침은 폐암 환자의 약 50~75%에서 나타나는 흔한 증상이다. 암이 기관지 점막을 자극하거나 기관지를 막으면 이전에 없던 지속적인 기침이 발생한다. 특히 흡연자에게서 2주 이상 오래 지속되던 기침이 악화된다면 폐암을 의심하고 검사할 필요가 있다. 암으로 인한 기침은 초기엔 마른기침이었다가 진행하면 가래가 동반될 수 있다.

• 객혈(피 섞인 가래)

기관지 벽의 암이 혈관을 침범하면 가래에 피가 섞여 나올 수 있다. 소량의 가는 핏줄기부터 대량 객혈까지 다양하며, 환자가 이 증상을 보이면 즉시 의료 평가가 필요하다. 폐결핵 등 다른 질환도 객혈을 일으킬 수 있으나, 특히 중년 이상 흡연자의 객혈은 폐암 배제를 위해 반드시 검사해야 한다.

• 호흡곤란

종양이 커져 기관지를 막거나 폐의 일부분이 무기폐(폐허탈)가 되면 산소 교환 면적이 줄어들어 숨이 차게 된다. 이럴 때 환자는 흔히 천식으로 오해하고 의료기관을 늦게 방문하는 경우도 있다. 또한 폐암에 의해 흉수가 늘어나거나 폐렴을 동반해도 호흡곤란이 악화된다. 이외 진행된 폐암에서는 암으로 인한 빈혈, 전신 쇠약으로도 숨이 찰 수 있다. 환자가 활동할 때 숨이 차거나 이전보다 숨쉬기가 힘들어졌다면 빨리 평가를 받아야 한다.

• 가슴 통증

폐암이 늑막, 흉벽, 갈비뼈를 침범하면 날카로운 가슴 통증이 발생할 수 있다. 초기에는 숨을 들이쉴 때 날카롭게 찌르는 통증이 있을 수 있고, 암이 진행되면 지속적인 둔한 통증으로 바뀌기도 한다. 만약 어깨나 팔 안쪽 통증을 호소하면 상엽에 위치한 판코스트 종양(Pancoast Tumor)에 의한 신경 침범을 의심할 수 있다.

• 쉰 목소리

폐첨부나 종격동의 림프절 전이가 성대신경(반회후두신경)을 침범하면 성대 마비로 쉰 목소리가 나타난다. 특히 한쪽 성대 마비로 목소리가 변한 상태가 수 주 이상 지속된다면 후두 질환 외에 폐암도 원인일 수 있으므로 확인이 필요하다.

• 얼굴 및 경부 부종

폐상엽 부위 종양이나 종격동 림프절이 상대정맥을 누르는 상대정맥 증후군(SVC Syndrome)이 나타나면 얼굴, 목, 상지의 부종과 혈관 확장이 나타난다. 환자는 아침에 눈꺼풀이 붓고 얼굴이 붉어짐을 느낄 수 있으며, 누우면 증상이 심해진다. 이는 종양이 큰 혈관을 눌러 생기는 응급 상황으로, 빨리 방사선 치료나 스텐트 삽입 등 조치가 필요하다.

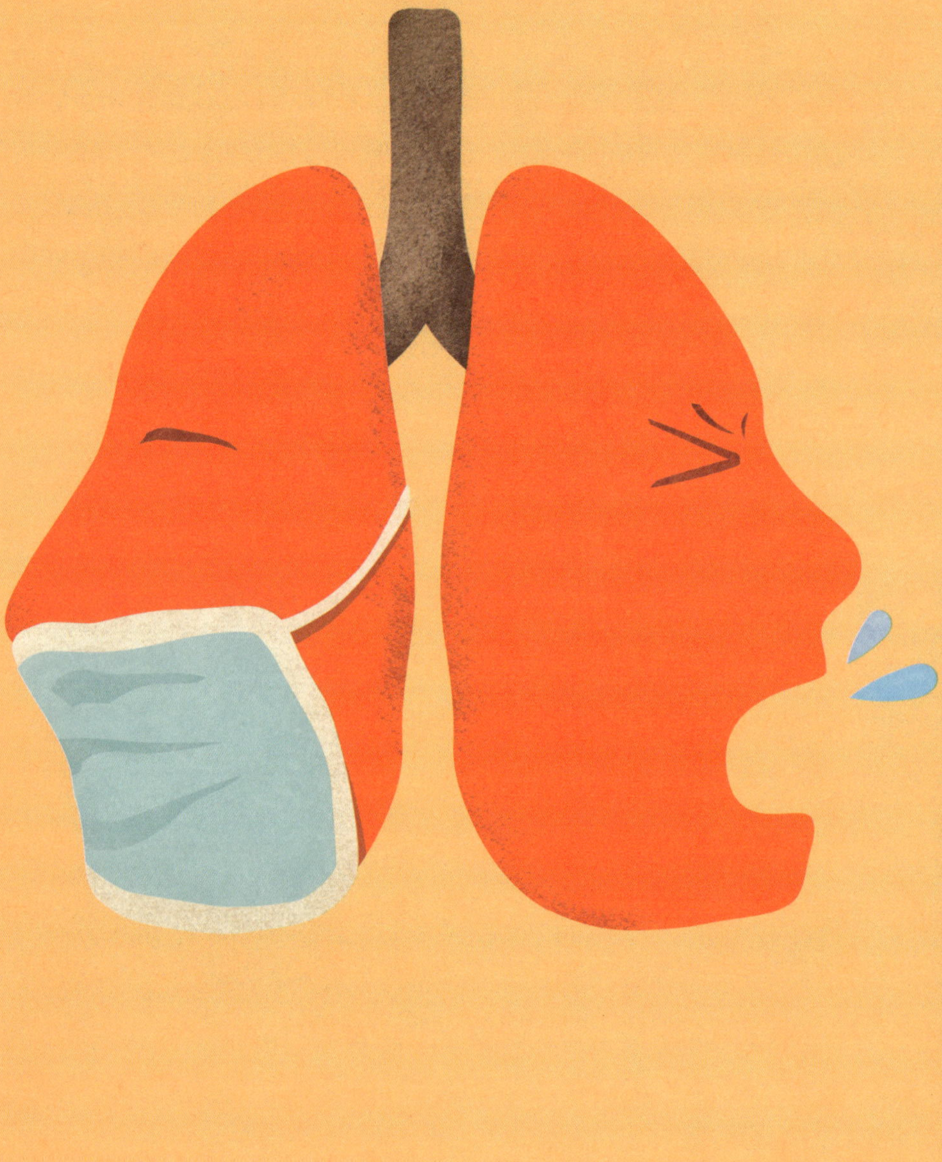

• 전신 쇠약 및 체중 감소

진행성 폐암일 때는 식욕 부진과 악액질(Cachexia)로 인한 급격한 체중 감소가 흔하다. 환자는 의도치 않게 수개월 내 5~10kg 이상 살이 빠졌다고 호소하기도 하는데, 원인은 암에 의한 염증성 사이토카인 분비와 기초대사율 증가로 설명된다. 이 경우 암에 대한 근본적인 치료 외에 영양 상담과 보충, 필요한 경우 스테로이드 요법 등을 고려해야 한다.

• 뼈 통증

폐암이 뼈로 전이되면 해당 부위 뼈에 지속적인 통증이 발생한다. 특히 척추, 골반, 늑골로의 전이가 흔하며, 밤에 심하거나 휴식 시에도 지속되는 뼛속 통증이 특징이다. 만약 뼈 전이가 의심되면 방사선 검사 및 뼈 방사선 치료, 골흡수 억제제를 통해 통증 완화와 병적 골절 예방을 도모한다.

• 신경학적 증상

폐암의 뇌 전이가 있으면 두통, 어지러움, 구토, 국소 신경학적 이상(운동 마비, 감각 이상, 발작 등)이 나타날 수 있다. 뇌 전이는 비소세포폐암 중 선암과 소세포폐암에서 흔하다. 이러한 증상이 나타나면 즉시 뇌 MRI 등의 검사가 필요하고, 방사선 수술이나 전뇌 방사선 치료 등을 고려해야 한다.

• 부종양 증후군

폐암, 특히 소세포폐암에서는 종양에서 분비되는 호르몬이나 면역반응으로 인한 특이 증상이 나타날 수 있다. 예를 들어 항이뇨호르몬 부적절 분비 증후군(SIADH)으로 저나트륨혈증이 발생하여 나른함이나 혼돈이 올 수 있고, ACTH 분비 이상으로 인한 쿠싱 증후군으로 고혈당 및 부종이 생길 수 있다. 또한 신경학적으로는 소세포폐암 환자에게서 부종양성 소뇌 변성(Paraneoplastic Cerebellar Degeneration)에 의해 보행 실조, 진전, 구음 장애 등과 같은 드문 증상도 발생할 수 있다. 이 외에도 고칼슘혈증, 혈전증 등이 생길 수 있으며, 이러한 부종양 증후군은 근본적인 암 치료와 함께 내분비적 치료가 병행되어야 증상을 조절할 수 있다.

위와 같이 폐암의 여러 증상은 임상 현장에서 폐암 진단의 중요한 단서로 여겨진다. 그럼에도 불구하고 초기 암일수록 별다른 증상 없이 우연히 건강검진에서 발견되는 경우도 많으니, 특히 중년 이상의 흡연자는 폐암 건강검진이 꼭 필요하다.

폐암 환자의 다양한 증상에 귀 기울여야

폐암은 다양한 증상을 일으키는데, 기침, 객혈, 호흡곤란, 흉통, 체중 감소 등이 흔하게 나타나는 경고 신호이다. 이러한 증상은 종양의 크기와 위치, 전이 여부에 따라 달라지며, 새롭게 발생한 호흡기 증상이 지속될 경우 조기에 영상 검사 등으로 확인하는 것이 매우 중요하다.

증상은 폐암의 병기와 진행 정도를 반영하기도 한다. 예를 들어 쉰 목소리는 성대신경 침범을, 얼굴 부종은 상대정맥 증후군을 시사하며, 이는 국소 진행된 병기를 의미한다. 뼈 통증이나 신경학적 증상은 원격 전이를 시사하여 치료 전략이 달라진다.

폐암 진단 이후에도 증상 관리는 치료의 중요한 축이다. 암 자체의 치료와 함께 적절한 증상 완화 치료를 병행하여 환자의 삶의 질을 향상시켜야 한다. 의료진은 통증, 호흡곤란, 피로 등의 증상을 적극적으로 조절함으로써 환자가 치료를 잘 견디고 일상생활을 최대한 유지하도록 돕는다.

환자와 가족들은 폐암과 관련한 증상들을 이해하고, 각 증상에 대한 대처 방법을 배워 두는 것이 좋다. 응급 상황(예: 대량 객혈, 심한 호흡곤란, 급성 신경 증상 등)이 생겼을 때 어떻게 대응하는지, 의료진에게 언제 연락해야 하는지 교육을 받으면 위기 상황에 빨리 대처할 수 있다.

요약하면, 폐암 환자에게 나타나는 다양한 증상은 질병의 신호이자 관리해야 할 대상이다. 의료진은 증상을 경청하여 완화시키고, 환자와 함께 이러한 증상 변화를 모니터링함으로써 치료 효과를 극대화하고 합병증을 줄일 수 있다.

참고문헌

- Joseph Loscalzo. *21th Harrison's Principles of Internal Medicine*. Mcgraw-Hill. 2022.
- 대한폐암학회. 폐암 진료 지침 3판. 2023.
- Paraneoplastic syndromes in lung cancer and their management(review). *Annals of Translational Medicine*. 2019; 7(15): 35.
- UpToDate.com: Clinical manifestations of lung cancer.
- 대한폐암학회 폐암 가이드라인(증상): 초기 증상 없더라도 위험군에서 정기 검진 권고, 증상 발생 시 평가 권고사항.
- WHO 암성통증 가이드라인: 폐암 포함 진행 암 환자의 통증 조절 3단계 접근법. .

04

폐암의 정밀 진단은 치료의 첫걸음

이건인 연세암병원 폐암센터 교수(호흡기내과)

임동진 연세암병원 폐암센터 교수(영상의학과)

폐암 치료에서 정확한 진단은 출발점이자 가장 중요한 첫 단계이다. 폐암의 종류(조직학적 분류)와 병기(암의 진행 정도)에 따라 수술, 항암 치료, 방사선 치료 등 치료 방법과 순서가 완전히 달라지기 때문이다.

정밀 진단, 효과적인 폐암 치료의 출발점

초기 국소 폐암(1기)은 수술로 완치를 기대할 수 있지만, 진행된 폐암(4기)은 세포 유형과 돌연변이에 맞춘 표적치료나 면역치료 등의 전신 치료가 주가 된다. 만약 진단이 부정확하거나 암의 범위를 잘못 판단하면 알맞은 치료를 못 받을 수도 있다. 실제 전문가들도 "의료진이 치료를 권하기 전에 환자의 상태를 완전히 파악해야 하며, 정확한 병기 결정이 그 전체 그림을 얻고 환자를 적절히 치료하는 데 매우 중요하다"라고 강조한다.

국내외 폐암 진료 지침(NCCN 가이드라인 등)에서는 치료를 시작하기 전에 정밀한 검사들을 통해 암의 종류와 병기를 정확히 규명할 것을 권고하고 있다(참고문헌 1의 폐암 진료 지침). 이러한 철저한 진단 과정을 거쳐야만 환자 개개인에게 가장 효과적인 맞춤 치료를 계획할 수 있고, 치료로 인한 위험도 최소화할 수 있다. 정밀 진단은 안전하고도 효과적인 폐암 치료의 출발점이다.

폐암 진단에 사용되는 주요 검사

폐암을 정확히 진단하고 병기를 결정하기 위해서는 영상 검사와 조직 검사를 포함한 여러 가지 검사가 시행된다. 각 검사는 서로 보완적인 정보를 제공하며, 결과를 종합해야 전체적인 병의 상태를 파악할 수 있다. 가능하면 덜 침습적이면서도 진단 성공률이 높은 검사부터 먼저 실시하는 것이 원칙이다. 다음은 폐암 진단에 흔히 시행되는 주요 검사들이다.

1. 영상 검사

• 흉부 X선 검사

가슴 X선 촬영은 폐암 검사의 첫 단계로 자주 시행되지만, 해상도가 제한적이라 작은 결절은 놓칠 수 있다. 폐에 혹이나 음영이 보이면 정밀 검사가 필요하다. X선 검사는 간단하고 방사선량이 적어 기본 선별 검사로 사용된다.

• 흉부 CT(컴퓨터 단층촬영)

CT는 폐암 진단의 표준 영상 검사로 X선보다 훨씬 상세한 단층 영상을 제공하여 폐 종양의 크기와 위치를 정확히 보여 준다. 또한 폐 내 확산, 주위 림프절 비대나 다른 장기 침범 여부도 평가한다. 폐암이 의심되면 반드시 CT로 정밀 평가를 하게 되며, 일반적으로 정맥을 통해 조영제를 주입하는 조영증강 CT를 촬영한다. CT 결과는 이후 조직 검사에서 어느 부위를 조직 검사할지 결정하는 데에도 중요한 역할을 하며, 수술 등 치료 계획을 세우는 데에도 필수적이다. CT는 X선과 달리 작은 폐 결절도 발견할 수 있어 조기 폐암 검진에도 이용되고 있으며, 검진을 위해서는 방사선 노출을 줄인 저선량 흉부 CT를 이용한다.

• 전신 양전자방출 단층촬영(PET-CT)

PET-CT는 방사성 포도당을 주사한 후 전신을 스캔하여 암세포

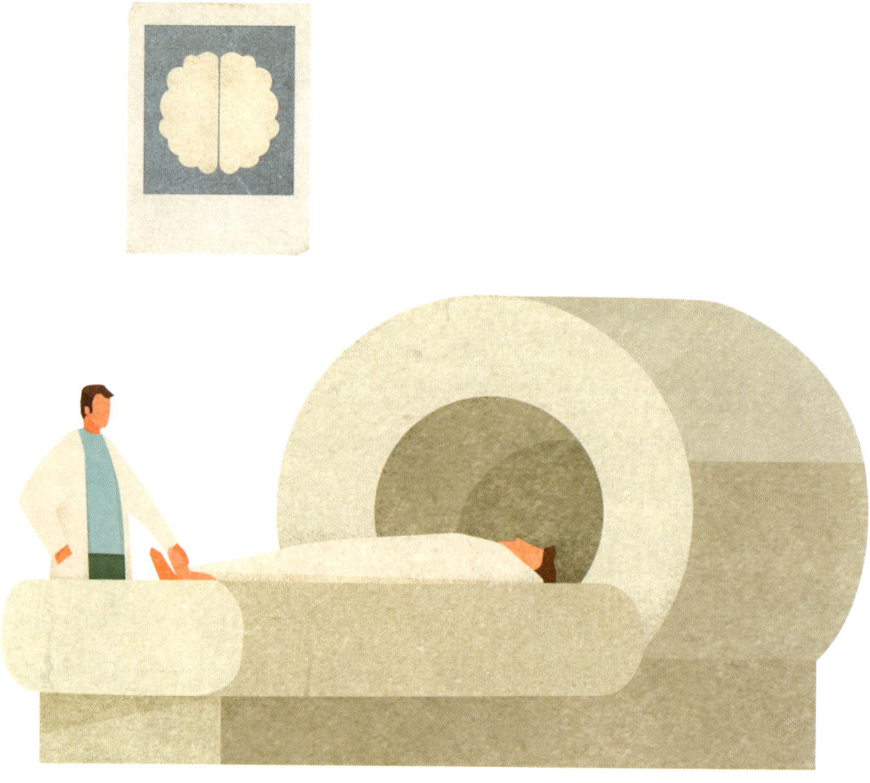

가 활발한 부위를 찾아내는 검사이다. 폐암이 몸 어디로 퍼졌는지(원격 전이 여부)를 판단하는 데 매우 유용하며, 영상에서 밝혀지지 않은 작은 병소도 발견할 수 있다. 또 PET-CT로 나온 병변 중 가장 의심되는 부위를 생검 대상으로 삼으면 한 번의 조직 검사로 가장 높은 병기를 확인할 수 있어 진단 효율이 높아진다. 즉, PET-CT 결과를 토대로 어느 부위를 먼저 검사할지 결정하여 불필요한 시술을 줄이고 정확도를 높인다(참고문헌 2).

• 뇌 MRI

폐암 환자 진단 시 뇌 MRI 촬영을 통해 암의 뇌 전이 여부를 확인하기도 한다. 특히 소세포폐암이나 진행된 비소세포폐암의 경우 증상이 없어도 뇌 전이가 숨어 있을 때가 있으므로 치료 전 뇌 검사를 권장한다. 뇌 MRI는 뇌종양을 찾는 가장 민감한 방법으로, 조기에 전이를 발견하면 방사선 치료 등 적절한 조치를 빨리 취할 수 있다. 증상이 없더라도 예방적 검사로 시행하는 것이 추천된다(참고문헌 3).

2. 조직 검사 및 시술

• 기관지내시경 검사

기관지내시경은 가느다란 내시경을 코 또는 입으로 삽입하여 기관지 내부를 직접 관찰하고 조직을 채취하는 검사이다. 중앙 부위에 위치한 종양이나 기관지 안쪽을 침범한 병변이 있을 때 우선적으로 시행된다. 검사 전 국소마취와 진정제를 사용하여 불편감을 줄이고, 내시경으로 종양이 보이면 겸자로 조직을 떼어 낸다. 필요할 경우 세척액으로 세포 검사도 한다.

기관지내시경 검사는 비교적 안전하며 검사 후 목의 통증이나 기침, 발열이 일시적으로 있을 수 있지만 심각한 부작용은 드문 편이다.

• 기관지초음파 경기관지 림프절 미세침흡인 검사(EBUS-TBNA)

EBUS-TBNA는 기관지내시경 끝에 초음파 탐촉자(Convex EBUS)가 부착된 특수 내시경을 이용하여, 기관지 주변의 림프절을 실시간 초음파로 보면서 가는 바늘로 찔러 세포를 흡인하는 검사이다. 기관지내시경으로 접근할 수 있는 중앙부 폐나 종격동 림프절을 절개 없이 검사할 수 있다는 큰 장점이 있다. 이 검사를 통해 진단과 동시에 병기 확인(림프절 전이 여부 확인)을 한 번에 할 수 있어 폐암 진단에 널리 활용되고 있다. 시술은 진정하에 이루어져 통증이 거의 없고, 목을 통해 기구가 들어가므로 수술보다 환자 부담이 훨씬 적다.

드물게 검사 부위에 출혈이나 기흉 등이 생길 수 있으나 발생률은 매우 낮아(0.1% 미만) 안심하고 검사를 받을 수 있다(참고문헌 4).

• 방사형 EBUS(Radial EBUS) 및 경기관지 폐생검(TBLB)

중앙부가 아닌 폐 주변부 결절의 진단을 위해 도입된 기술이 방사형 EBUS이다. 가느다란 초음파 프로브(직경 수㎜)를 기관지내시경 통로로 삽입하여 말초 기관지 끝까지 밀어 넣으면, 초음파로 폐 결절의 위치를 확인할 수 있다. 목표 병변을 초음파로 찾아낸 후 해당 위치에서 조직 검사를 시행하는데, 이를 경기관지 폐생검이라고 한다.

세브란스병원에서는 이 방사형 EBUS 검사를 시행할 때, '실시간 영상 장치(투시 장비, Fluoroscopy)'를 함께 사용한다. 이 장비는 검사 중 병변의 위치를 X선 화면으로 실시간 확인할 수 있어, 조직을 더욱 정확히 채취할 수 있게 도와주며 기흉과 같은 합병증의 빈도를 낮춰 준다. 이로 인해 정확하고 안전한 진단을 하고 있다.

• CT 유도 경피적 폐생검

경피적 폐생검은 말 그대로 피부를 통과하는 바늘을 이용해 폐의 결절이나 종양에서 조직을 얻는 검사이다. 영상의학과 의사가 CT 스캔으로 병소의 위치를 실시간으로 확인하면서 긴 생검 바늘이 가슴벽을 통과해 목표 부위에 도달하도록 한다. 기관지내시경으로 접근하기 어려운 폐 바깥쪽의 결절을 검사하는 데 흔히 활용되는 방법이다. 이때, 환자는 호흡 조절이 필요하며 필요에 따라서 일정 자세를 유지해야 하지만, 20~30분 내외의 짧은 시간만 소요된다. 국소마취 후에 시행되어 통증은 크지 않으나, 바늘이 폐를 찌르므로 일정 확률로 기흉이 발생할 수 있다. 전반적으로 보고된 기흉 발생률은 경우에 따라 10~20% 정도로 다양하지만(대부분은 매우 경미함), 이 중 흉관 삽입 등의 처치를 요하는 심한 기흉은 5% 미만으로, 어떤 연구에서는 2% 내외로 보고되었다. 또한 출혈도 드물게 발생할 수 있으나 대부분 저절로 멈추는 경미한 수준이다.

검사 성공률은 병변의 크기와 위치에 따라 다른데, 대체로 진단 정확도가 높아(70~90% 이상) 폐암 확진에서 중요한 방법이다. 다만, 검사 후 몇 시간 동안은 기흉 여부를 확인하기 위해 경과 관찰이 필요하고, 검사 후 1~2주 정도는 비행기 타는 것을 주의해야 한다(참고문헌 5).

• 수술적 생검

간혹 위의 방법들로 확진이 어렵거나, 진단과 동시에 치료를 해야 할 상황에서는 수술로 조직을 떼어 내는 생검을 시행하기도 한다. 이는 흉부외과에서 전신마취 후에 흉강경 수술(VATS)이나 개흉술 등을 통해 폐의 일부를 절제하여 검사하는 방법이다. 수술적 방법은 침습적이지만 충분한 조직을 얻을 수 있어 가장 확실한 진단이 가능하며, 제거한 조직으로 동시에 치료 효과를 거둘 수도 있다는 장점이 있다. 예를 들어 영상으로 보아 폐암이 강력히 의심되지만 다른 방법으로 진단이 안 될 경우, 진단 목적의 폐엽절제술을 실시하여 병리 검사 결과 암이 확진되면 그 자체로 치료가 되는 식이다. 수술적 생검은 입원과 회복 기간이 필요하고 드물게 출혈, 감염 등의 합병증 가능성이 있으나, 숙련된 흉부외과 팀에 의해 비교적 안전하게 시행된다. 최근에는 대부분 작은 절개를 통한 흉강경으로 진행됨으로써 환자 부담도 예전보다 많이 줄었다.

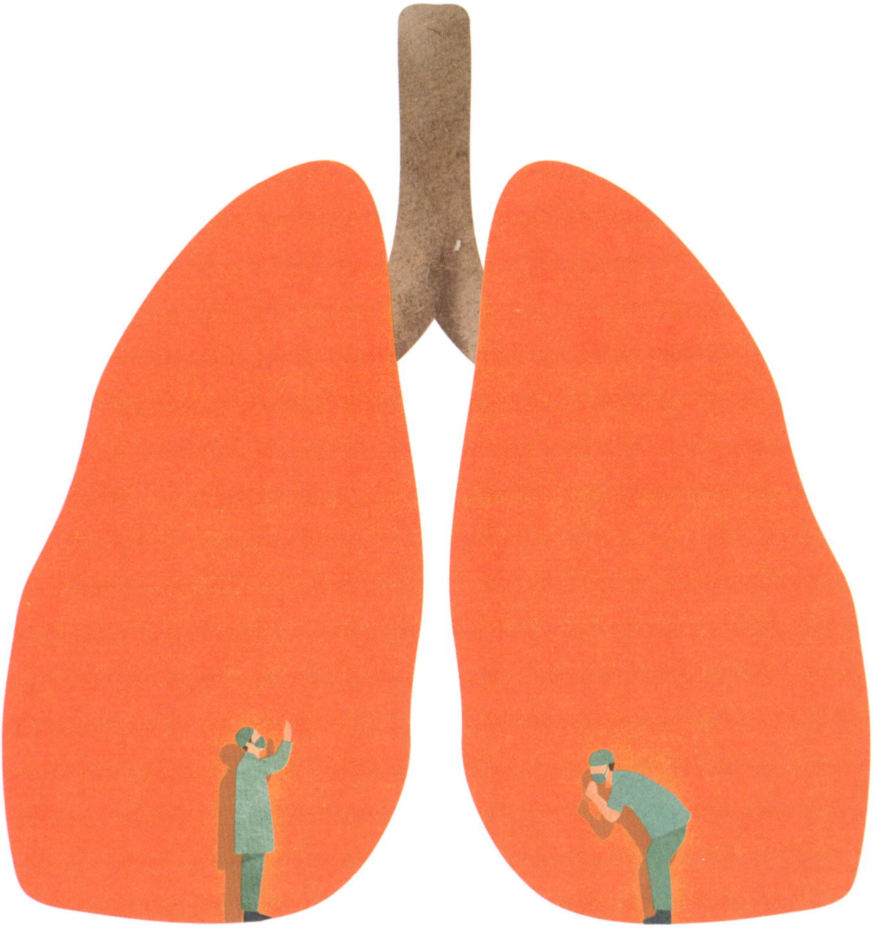

• 로봇 기관지내시경(신기술)

가장 최신의 기술로 떠오르는 것이 로봇 보조 기관지내시경이다. 이는 의사가 손으로 직접 내시경을 조작하는 대신 정교한 로봇 팔을 이용해 기관지내시경을 움직이는 기술이며, 사람 손으로 접근하기 힘들었던 더 미세한 말초 기관지까지 안내할 수 있다. 해외 임상 연구들에서 높은 병변 접근 성공률을 보이며 가능성을 입증하고 있다.

세브란스병원은 관련 시술과 교육을 주도하고 있는 의료기관으로, '로봇 기관지내시경 트레이닝 센터'를 설립할 예정이다. 가까운 미래에 더 많은 폐암 환자가 첨단 진단 기술의 혜택을 받을 수 있도록 준비하고 있다.

연세암병원의 정밀 진단: 높은 정확도와 안전성

폐암 치료의 첫걸음은 정밀한 진단이다. 정확한 영상 검사와 조직 검사를 통해 암의 종류와 범위를 꼼꼼히 밝혀내야, 환자에게 가장 효과적이고 안전한 맞춤 치료가 이루어질 수 있다. 초기 진단의 탄탄한 기반을 마련하는 것이 결국 치료 성공률을 높이고 올바른 치료를 할 수 있는 지름길이다.

연세암병원 폐암센터에서는 앞서 소개한 여러 가지 첨단 진단 방법을 모두 갖추고, 환자 개개인의 상황에 맞춰 최적의 방식을 선택하여 시행하고 있다. 기관지내시경, EBUS-TBNA, 방사형 EBUS, 영상 유도 생검 등 다양한 최소 침습적 기법을 활용한 덕분에 진단 정확도를 높이는 한편 합병증 위험은 최소화하고 있다. 또한 국내 유일 기관지 전담 교수 2인이 검사 및 진료를 하고 있으며, 풍부한 경험과 숙련된 기술을 바탕으로 환자가 가장 정확하고 안전하게 진단을 받을 수 있도록 최선을 다하고 있다.

참고문헌

1. 대한폐암학회. 폐암 진료 지침 3판. 2023: 3장.
2. Al-Ibraheem A, Hirmas N, Fanti S, et al. Impact of 18F-FDG PET/CT, CT and EBUS/TBNA on pre-operative mediastinal nodal staging of non-small cell lung cancer. *BMC Medical Imaging*. 2021; 21: 49.
3. NCCN Guidelines Version 4. 2025: Non-small cell lung cancer 4.
4. Eapen GA, Shah AM, Lei X, et al. Complications, consequences, and practice patterns of endobronchial ultrasound-guided transbronchial needle aspiration: results of the AQuIRE registry. *CHEST*. 2013; 143(4): 1044-1053.
5. Nakamura K, Matsumoto K, Inoue C, et al. Computed tomography-guided lung biopsy: a review of techniques for reducing the incidence of complications. *Interventional Radiology*. 2021; 6: 83-92.

05

첨단 로봇 수술로 완치를 바라보는 비소세포폐암

김하은 연세암병원 폐암센터 교수(흉부외과)
이진구 연세암병원 폐암센터 교수(흉부외과)
이창영 연세암병원 폐암센터 교수(흉부외과)

비소세포폐암(NSCLC)의 조기 또는 국소 병기의 환자에게서는 수술적 절제가 가장 높은 완치율을 보인다. 특히 종양이 국한되어 있을 때 폐엽절제술과 림프절 절제를 통해 암을 제거하면, 환자의 5년 생존율이 크게 향상된다.

최근에는 최소 침습 수술 기법이 발전하면서 로봇 보조 흉부 수술(Robot-assisted Thoracic Surgery, RATS)이 널리 활용되고 있다[jamanetwork.com | pmc.ncbi.nlm.nih.gov]. 로봇 수술은 집도의의 손동작을 미세하게 재현하는 기계팔과 3D 내시경 카메라를 이용하여, 기존 개흉술보다 작은 절개로 정교한 수술을 가능하게 해 준다.

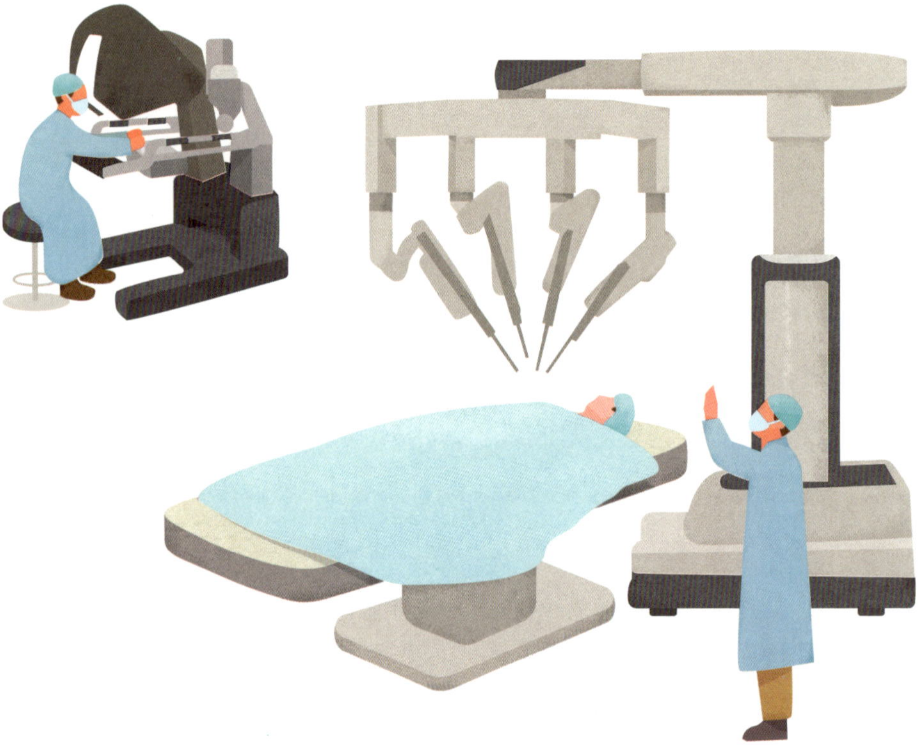

첨단 로봇 수술의 특징

로봇 흉부 수술은 3차원 확대 시야와 손 떨림 보정, 다관절 수술 기구로 인해 자유도가 무척 높다. 그 결과 종격동 림프절 절제 같은 섬세한 술기도 더욱 정확하게 시행할 수 있다[mdpi.com]. 또한 절개 창이 작아 통증이 감소하고 회복이 빠르며, 흉터도 최소화된다. 이러한 장점들은 환자의 수술 후 삶의 질을 개선하고 합병증을 줄여, 더 많은 환자가 수술을 견딜 수 있게 한다.

• 완치에 대한 기대

비소세포폐암 수술의 목표는 '완전 절제(Curative Resection)'이다. 로봇 수술의 도입으로 과거 수술이 어려웠던 고령 환자나 폐기능이 감소된 환자에게도 수술을 시도할 수 있는 범위가 넓어졌다. 결과적으로 더 많은 환자에게 완치의 기회를 제공하게 되었다. 연구들에 따르면 로봇 폐엽절제술은 개흉이나 흉강경 수술과 비슷한 장기 생존율을 보이면서도, 수술 중 출혈량 감소, 입원 기간 단축 등의 이점을 보여 주었다[pmc.ncbi.nlm.nih.gov | mdpi.com].

• 대상 환자와 적용 범위

로봇 수술은 주로 '폐엽절제술(Lobectomy)'에 사용되며, 폐 분엽 절제(Segmentectomy), 종격동 종양 절제에도 적용된다. 종양이 기관지나 주요 혈관을 침범한 고난도 수술(기관지 성형술 등)에서도 로봇을 이용하면 정교한 봉합이 가능하여 안전성을 높일 수 있다. 하지만 종격동 광범위 침윤이나 흉벽 침범이 있는 경우에는 개흉이 여전히 유리할 수 있다. 따라서 환자별로 최적의 수술법을 선택하는 것이 중요하다.

로봇 폐암 수술의 절차와 기술

• 수술 전 준비

로봇 수술을 위해 전신마취 후 한쪽 폐를 환기시키는 '일측 폐 환기(One-lung Ventilation)'를 시행한다. 수술자는 환자 측면에 3~4개의 작은 절개(포트)를 만들고 로봇 팔을 삽입한다. 일반적으로 다빈치 로봇 수술 시스템이 활용되며, 수술자는 콘솔에 앉아 3D 모니터를 보면서 조종을 한다.

• 폐엽절제술 진행

먼저 로봇 카메라로 흉강 내 시야를 확보하고, 기계 팔로 갈비뼈 사이로 진입한다. 폐암이 위치한 엽(Lobe)의 동맥, 정맥, 기관지 분지를 대상으로 하나씩 '클립 결찰 및 절단(봉합기 사용)'을 한다. 로봇 팔의 자유로운 움직임으로 혈관 주위의 림프절과 조직을 세밀하게 박리할 수 있다. 기관지 절단 후 해당 폐엽을 분리하여 방출구를 통해 외부로 꺼낸다.

• 림프절 곽청술

폐엽을 떼어 낸 공간에서 해당 구역과 종격동의 림프절을 로봇 팔의 전기소작 기구와 가위 등을 이용해 제거한다. 이때 중요한 혈관과 신경을 피하면서 림프절 조직만 도려내야 하는데, 로봇의 3D 확대 시야와 미세 조작 능력이 큰 도움이 된다[mdpi.com]. 완전한 림프절 절제는 병기 정확도와 재발 방지에 필수적이다.

• 수술 마무리

필요시 지혈을 확인하고, 수술 부위에 흉관(배액관)을 삽입한 후 로봇 팔을 제거한다. 갈비뼈 사이 작은 절개창만 몇 곳 남으며, 이후 근육과 피부를 봉합한다. 일반적으로 로봇 폐엽절제술은 숙련자 기준으로 2~3시간 정도 소요된다. 수술 후 환자는 회복실로 옮겨져 일측 폐 환기에서 정상 호흡으로 돌려놓는다.

• 수술 후 관리

로봇 수술 환자는 통증이 적어 조기 보행과 호흡 운동을 빠르게 시작한다. 흉관은 보통 2~3일 내 제거되고, 전체 입원 기간은 4~7일 정도로 개흉 수술보다 짧다. 퇴원 후에도 호흡재활 운동과 정기 추적 검사를 받으며, 병리 결과에 따라 보조 항암 치료 여부가 결정된다.

로봇 수술 사례

사례 1. 로봇 수술의 성공적 적용

70세 남성 환자가 우상엽 2㎝ 폐암(I기) 진단을 받았다. 기존에 고혈압과 당뇨는 있었지만 폐기능은 양호하여 로봇 보조 우상엽절제술을 받았다.

수술은 합병증 없이 3시간 만에 끝났고, 종격동 림프절 12개를 제거하여 모두 음성임을 확인했다. 환자는 수술 다음 날부터 보행을 시작했고, 5일째 퇴원했다. 퇴원한 지 1년 후까지 무병 생존 중이다.

이 사례는 고령 환자도 로봇 수술로 안전하게 폐암 절제가 가능한 것을 증명하며, 또한 조기 회복을 이끈 예이기도 하다.

사례 2. 다발성 결절 동시 수술

양측 폐에 1기 암이 각각 진단된 65세 여성에게 단일 마취 후 양측 로봇 수술을 시행했다.

먼저 왼쪽 폐의 하엽에 대한 로봇 하엽절제술을 시행하고, 이어 오른쪽 폐 상엽의 쐐기 절제술(부분 절제)을 진행했다. 두 수술 모두 로봇 팔 교체와 포지션 변경만으로 가능했다.

환자는 양측을 동시에 수술받았음에도 불구하고 1주일 만에 회복하여 퇴원했고, 두 암 모두 완전 절제가 되었다. 이는 로봇 수술의 정밀함 덕분에 동시 다발성 폐암 치료도 최소 침습으로 할 수 있음을 보여 준다.

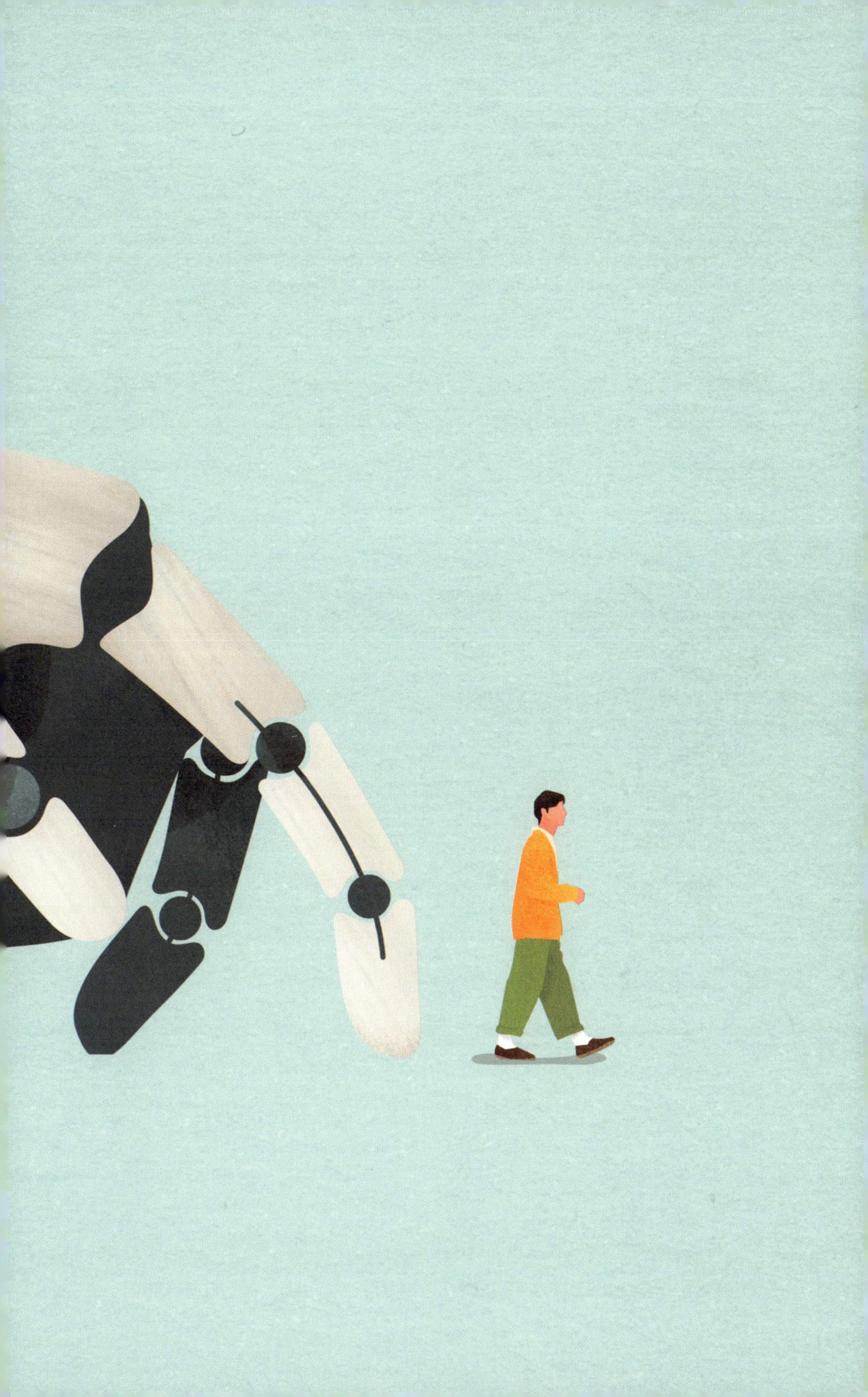

사례 3. 전신 질환 환자의 수술

중증 비만(BMI 35)과 경도의 폐기종이 있는 60세 환자가 좌하엽 3㎝ 폐암을 진단받았는데, 수술적 치료가 권고되었다. 개흉 수술은 비만으로 수술장 내에서 시야 확보가 어려울 수 있었지만, 로봇 수술은 좁은 공간에서도 시야 확보가 용이해 환자의 두꺼운 피하지방의 영향을 덜 받았다. 수술은 성공적으로 끝났으나, 환자의 기저 폐질환으로 인하여 호흡 회복에 시간이 조금 더 걸렸다. 하지만 최소 침습 덕분에 합병증 없이 회복했다. 이처럼 동반 질환자에게도 로봇 수술이 유용할 수 있다.

폐암 수술의 패러다임을 바꾸고 있는 로봇 수술

비소세포폐암의 근치적 치료에서 수술은 가장 중요한 치료법이며, 특히 초기 국소 진행 단계(NSCLC I∼III기)에서 종양의 완전 절제를 통해 완치를 기대할 수 있다. 최근 발전된 로봇 보조 폐암 수술은 집도의 시야와 손기능을 향상시켜 수술의 정교함과 환자 회복률을 모두 높였다[pmc.ncbi.nlm.nih.gov | mdpi.com].

로봇 수술은 기존의 개흉술 대비 덜 침습적이며, 흉강경 수술(VATS)과 비교해서도 더욱 섬세한 술기 수행이 가능하다는 평가를 받는다. 임상 연구들에서 로봇 폐엽절제술은 개흉이나 흉강경 수술과 유사한 생존율과 낮은 합병증률을 보였다[jamanetwork.com]. 즉, 효과와 안전성을 모두 확보한 첨단 술기로 자리매김하고 있다.

환자 삶의 질 향상도 큰 이점이다. 통증 감소, 입원 기간 단축, 빠른 일상 복귀 등은 환자의 치료 경험을 개선한다. 과거에는 고령이거나 동반 질환이 있으면 수술을 포기하던 환자들도 로봇 수술 도입 이후 수술적 치료를 고려할 수 있게 되어 치료 기회의 불균형이 줄어드는 효과를 가져왔다.

로봇 수술이 모든 폐암 환자에 적용되는 것은 아니다. 종양의 크기가 너무 크거나 광범위 침윤이 있으면 여전히 전통 개흉술이 필요할 수 있다. 따라서 맞춤식 접근이 중요하며, 로봇 수술은 그중 한 옵션이다. 중요한 것은 환자의 암을 완전히 제거하는 것이므로, 로봇이든 흉강경이든 개흉이든 상황에 맞게 선택해야 한다.

결론적으로, 첨단 로봇 수술의 발전은 폐암 수술의 패러다임을 바꾸고 있으며, 완치를 향한 환자의 여정에 큰 도움이 되고 있다. 의료진과 환자는 이러한 기술을 잘 활용하여 최대의 치료 성과를 얻고 빠르게 회복할 수 있도록 협력해야 한다.

참고문헌

- *Journal of the American Medical Association*(2021). VATS vs RATS lobectomy: 로봇 보조 폐엽절제술과 흉강경 수술의 수술 시간 및 합병증 비교 연구[jamanetwork.com].
- *Annals of Thoracic Surgery*(2019): 로봇 폐암 수술 장기 생존율이 기존 수술과 동등함을 보고.
- *Journal of Thoracic Oncology*(2020). Outcomes of robotic lobectomy: 로봇 수술의 종격동 림프절 박리 정확도 및 안전[mdpi.com].
- 대한흉부외과학회지(2022): 한국인 폐암 환자에게서 로봇 폐엽절제술의 임상 결과 보고.
- 국립암센터 폐암 치료 가이드: 조기 폐암에서 최소 침습 수술 권고 사항.

06

비소세포폐암의 표적치료제

- 폐암의 항암 치료 1

여자현 연세암병원 폐암센터 교수(종양내과)

항암 치료는 수술이나 방사선 치료와 같은 국소적 치료와 달리 암세포의 분열과 성장을 억제하는 약물을 경구로 복용하거나 혈관으로 주입하는 '전신적 치료'이다.

항암 치료의 목적

항암 치료는 투약 목적에 따라 크게 세 가지로 구분할 수 있다.

• 보조 항암 요법

보조 항암 치료는 수술 후에 눈에 보이지 않게 남아 있는 암세포를 없애 재발률을 감소시키기 위한 항암 치료이다. 전통적으로 수술 후 병기가 2기 이상일 경우 세포독성항암제를 4주기 투약하는 것이 일반적인 치료였으나, 최근에는 표적치료제와 면역항암제의 개발로 1B기부터도 보조 항암 요법을 시행하기도 한다.

• 선행 항암 요법

선행 항암 요법은 수술 전에 항암 치료를 먼저 하여 종양의 크기를 줄이고, 암세포의 사멸을 유도함으로써 수술 후 재발 가능성을 감소시켜 전체 생존 기간을 향상시키는 목적의 항암 치료이다. 최근에는 면역항암제 개발로 선행 항암 요법의 중요성이 더욱 대두되고 있다.

• 완화 항암 요법

완화 항암 요법은 완전 절제가 불가능한 진행성 및 전이성 폐암에 대한 항암 치료이다. 최근에는 유전자 분석에 의한 개인 맞춤형 정밀 의료의 발전으로 다양한 표적치료제와 면역항암제가 개발되어 환자의 전체 생존 기간이 획기적으로 향상되었다.

항암제의 종류

항암 치료에 사용하는 항암제는 약물의 특성에 따라 크게 네 가지로 구분할 수 있다.

• 세포독성항암제

세포독성항암제는 세포 성장에 필수적인 DNA 복제 및 복구, 세포 분열 등을 직접적으로 방해하거나 세포 사멸을 유도함으로써 암세포의 성장을 억제하는 항암제이다.

파클리탁셀(Paclitaxel)/도세탁셀(Docetaxel), 시스플라틴(Cisplatin)/카보플라틴(Carboplatin), 페메트렉시드(Pemetrexed), 젬시타빈(Gemcitabine), 에토포시드(Etoposide), 이리노테칸(Irinotecan)/토포테칸(Topotecan) 등이 이에 해당한다.

• 표적치료제

표적치료제는 암세포에만 발현되는 특정 돌연변이 유전자나 특정 단백질만을 표적으로 작용하는 약물이며, 세포독성항암제와 달리 비교적 암세포에 특이적으로 작용하여, 효과는 더욱 상승시키고 독성을 감소시킨 항암제이다. 단독 투약하거나 혹은 세포독성항암제와 함께 투약하기도 한다.

EGFR 억제제인 오시머티닙(Osimertinib, 상품명: 타그리소)/레이저티닙(Lazertinib, 상품명: 렉라자), ALK 억제제인 롤라티닙(Lorlatinib, 상품명: 로비큐아)/알렉티닙(Alectinib, 상품명: 알렉센자)/브리가티닙(Brigatinib, 상품명: 알룬브릭) 등이 이에 해당한다. 혈관 생성 인자에 대한 항체인 베바시주맙(Bevacizumab, 상품명: 아바스틴)과 같은 혈관형성 억제제도 표적항암제의 일종이라고 볼 수 있다.

• 면역항암제(면역관문 억제제)

면역항암제는 내 몸 안의 면역 시스템의 감시를 피해 간 암세포를 다시 인지하여 공격할 수 있도록 면역세포(T세포)를 활성화시키는 항암제이며, 내 몸의 면역 기능을 활용한 것이기 때문에 전신 부작용이 비교적 적다. 하지만 염증 반응 과활성화로 인한 부작용이 나타날 수 있어 조절되지 않는 자가면역질환이 있는 환자, 장기이식을 받은 환자에게 투약할 때는 특히 주의가 필요하다. 효과가 서서히 나타나는 편이며, 부작용도 투약 후 2~3개월이 지난 시점에 가장 호발하는 경향이 있다. 반응이 있을 때는 그 효과가 장기간 유지되는 경우가 많은 것이 장점이다. 단독 투약하거나 혹은 세포독성항암제와 함께 투약하기도 한다.

펨브롤리주맙(Pembrolizumab, 상품명: 키트루다), 니볼루맙(Nivolumab, 상품명: 옵디보), 아테졸리주맙(Atezolizumab, 상품명: 티센트릭) 등이 이에 해당한다.

• 항체-약물 접합체

항체-약물 접합체(Antibody-drug Conjugate, ADC)는 항체와 항암제를 결합해 놓은 약물로, 세포독성항암제와 표적치료제를 결합해 놓은 형태라고 할 수 있다. 암세포 표면에 있는 표적 단백질을 항체가 인지하여 암세포를 찾아내면 거기에 붙어 있는 항암제가 암세포 안으로 들어가 암세포를 죽이게 되는 약물이다.

트라스투주맙 데룩스테칸(Trastuzumab Deruxtecan, 상품명: 엔허투), 사시투주맙 고비테칸(Sacituzumab Govitecan, 상품명: 트로델비), 다토포타맙 데룩스테칸(Datopotamab Deruxtecan, 상품명: 다트로웨이) 등이 이에 해당한다.

1. 비소세포폐암의 세포독성항암제

세포독성항암제는 세포 성장에 필수적인 DNA 복제 및 복구, 세포 분열 등을 직접적으로 방해하거나 세포 사멸을 유도함으로써 암세포의 성장을 억제하는 항암제이다. 암세포와 같이 분열을 빠르게 하는 세포에 효과가 좋고, 표적이 없더라도 암세포를 억제할 수 있으며 경제적으로 부담이 적은 장점이 있으나, 우리 몸의 정상적인 세포분열(특히 빠르게 분열하는 머리카락, 장내 세포, 혈액 세포 등)도 억제함으로써 이와 관련된 부작용이 나타나는 단점이 있다.

• 플래티넘

플래티넘(Platinum) 또는 백금계열 항암제는 암세포의 DNA를 직접 공격하여 암세포의 사멸을 유도하는 항암제이다. 시스플라틴, 카보플라틴이 플래티넘 계열 항암제이며, 폐암 치료에서 빼놓을 수 없는 대표적인 항암제이다. 주요 부작용으로는 구역, 구토, 신장 손상, 청력 저하, 손발 저림, 어지러움, 골수 기능 억제로 인한 백혈구, 혈소판 감소 등이 있다.

특히 시스플라틴은 항암 효과는 강력하나 투약 후 신장으로 빠르게 배출되면서 신세뇨관에 축적되어 투약 용량이 누적될수록 신장 손상이 발생할 수 있다. 따라서 투약 전후 다량의 수액, 이뇨제를 투여받거나 충분한 수분 섭취를 하여 시스플라틴의 농도를 희석하고 배출을 촉진하여 신장 손상을 예방하기 위한 조치를 취하게 된다.

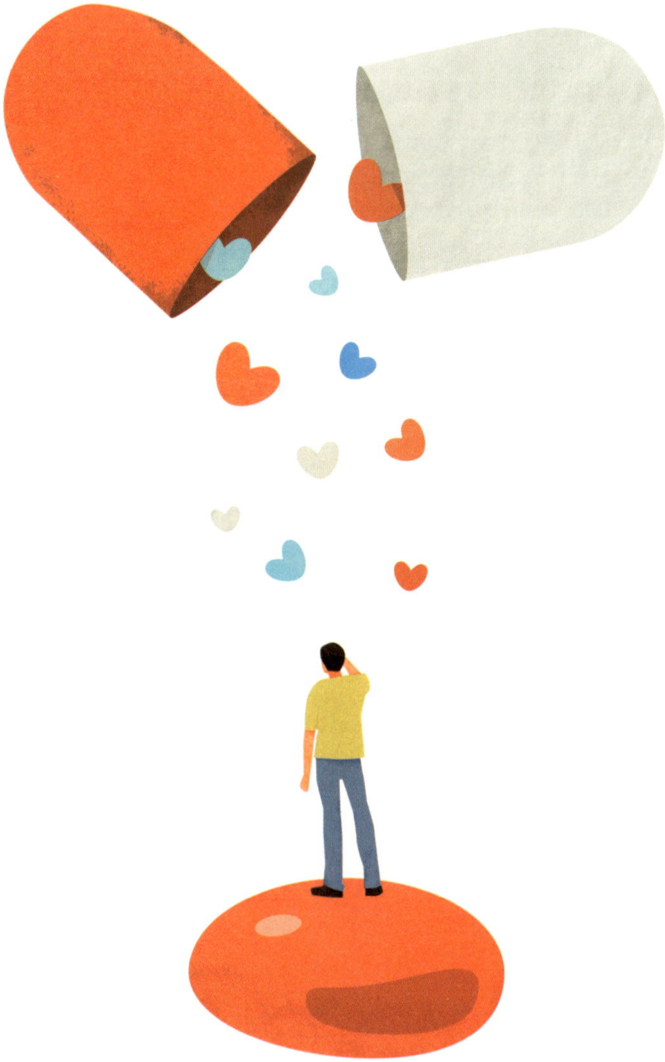

또한 시스플라틴은 귓속의 달팽이관에 축적되어 양측 귀 모두에 영향을 줄 수 있다. 고주파(높은 음)부터 잘 안 들리기 시작하며, 한번 청력 손상이 생기면 다시 돌아오지 않는 경우가 많으므로 증상의 조기 발견이 매우 중요하다. 또한 드물게 우리 몸의 평형감각을 담당하는 귀 안의 전정기관에도 영향을 주거나 마그네슘, 칼륨 등의 전해질이 소변으로 많이 빠져나가면서 어지러움, 두통 등이 동반될 수 있다.

카보플라틴은 시스플라틴에 비해 신장 독성이나 청력 감소 등의 부작용은 비교적 적게 발생하는 반면, 골수 억제로 인한 백혈구, 혈소판 감소, 과민 반응, 탈모 등의 부작용 발생 빈도가 높은 경향이 있다.

플래티넘 계열의 항암제는 방사선 치료의 민감도를 높여 시너지 효과를 내기도 하여 동시 방사선화학 요법을 할 때 함께 투약하는 항암제이기도 하다.

• 탁센

탁센(Taxen) 계열 항암제는 세포분열에 꼭 필요한 미세소관의 기능을 저해하여 암세포의 분열을 억제하는 약물이며, 대표적인 항암제로 파클리탁셀과 도세탁셀이 있다. 주요 부작용으로는 구역, 구토, 손발 저림, 골수 억제로 인한 백혈구 감소, 근육통, 과민 반응 등이 있으며, 거의 모든 경우에 첫 투약 후 2주 정도가 지나 완전 탈모가 동반된다.

경미한 근육통과 손발 저림은 진통제 등으로 조절할 수 있다. 손발 저림은 말초신경 손상으로 인해 동반되며, 여러 번 맞을수록 증상이 심해지고, 중단했더라도 수 개월 이상 증상이 지속될 수 있다. 또한 저리고 감각이 무뎌지는 증상을 넘어서 단추 채우기, 젓가락질 같은 미세 조작이 어려워지고 걸음걸이가 힘들어지면 즉시 의료진과 상의하여 항암제의 감량 혹은 중단을 고려해야 한다.

과민 반응의 경우 발진, 가슴이 답답함 등의 경미한 증상이 대부분이며 항히스타민제 등으로 충분히 조절할 수 있으나, 심할 경우 혈압 저하, 의식 소실 등이 동반되면 항암제를 즉시 중단하고 다른 종류의 항암제로 교체해야 할 수 있다.

백혈구 저하는 항암제 투약 후 7~10일 사이에 가장 심했다가 보통은 다음 투약 주기가 될 무렵에는 회복된다. 단, 감염에 취약해질 수 있으므로 개인 위생에 주의를 기울여야 한다. 중등도 이상의 백혈구 저하가 동반되면 예방적으로 백혈구 성장 촉진제를 미리 투약할 수도 있다.

• 페메트렉시드

페메트렉시드(Pemetrexed)는 DNA를 만드는 데 필요한 효소들을 방해, 특히 엽산의 대사를 차단하여 DNA와 RNA의 합성을 막음으로써 암세포의 사멸을 유도한다. 비소세포폐암 중에서도 편평상피세포암이 아닌 경우에만 투약하며, 부작용이 비교적 적기 때문에 4기 환자에게서 초기 4주기의 집중 치료 기간 후 질병 진행을 지속적으로 억제하기 위한 유지 요법으로 최대 2년까지 투약하기도 한다.

대표적인 부작용으로는 혈액 세포를 만드는 엽산 대사를 방해하여 골수 기능 억제로 인한 백혈구 감소, 빈혈, 식욕 부진, 피부 발진 등이 있다. 따라서 부작용 예방을 위해 경구 엽산제를 매일 복용하고,

정기적으로 비타민 B_{12} 근육주사를 맞게 된다.

• 젬시타빈

젬시타빈(Gemcitabine)은 페메트렉시드와 유사하게 DNA 합성에 관여하는 대사 과정을 차단함으로써 암세포가 분열하지 못하게 하는 항암제이며, 1주기마다 2회 투약하는 특징이 있다.

주요 부작용으로 골수 억제로 인한 백혈구 감소, 빈혈, 혈소판 감소, 말초 부종, 간독성, 피부 발진, 구역, 구토, 식욕 부진 등이 있을 수 있다. 특히 방사선 치료로 인한 조직 손상 부위의 염증 반응을 촉진해 부작용을 증가시킬 수 있어 방사선 치료와 투약 시점 사이에 충분한 간격을 둘 필요가 있다.

2. 비소세포폐암의 표적치료제

표적항암제란 암세포에만 발현되는 특정 돌연변이 유전자나 특정 단백질만을 표적으로 작용하며, 세포독성항암제와 달리 비교적 암세포에 특이적으로 공격을 가하는 약물이다. 여러 가지 암 중 폐암, 특히 비소세포폐암은 지난 20년간 암세포의 증식을 유발하는 여러 드라이버 돌연변이(Driver Mutation)들이 발견되었고, 이에 대응하는 표적항암제가 개발되어 왔다. 가장 대표적인 것이 EGFR 돌연변이에 대한 EGFR 억제제로, 2000년대 중반부터 폐암 치료에 혁신을 가져왔다 [annalsofoncology.org].

• 표적치료의 이점

표적 약물은 해당 유전자 변이가 있는 환자군에서 높은 반응률과 월등한 생존 기간 연장을 보여 준다. 또한 특정 표적만을 공격하기 때문에 부작용의 정도가 세포독성항암제에 대비해 감소하여 환자의 삶의 질 향상으로도 이어진다. 또한 경구약으로 개발된 경우가 많아 집에서 복용 가능하므로 병원을 자주 방문해야 하는 번거로움도 줄어든다.

• 개인 맞춤 치료의 상징

표적치료제는 유전자 검사를 통해 적합한 환자를 선별하여 사용하므로, 개개인에 '나에게 맞는 약'이라는 인식을 준다. 환자는 자신의 암이 어떤 변이를 지니고 있고, 그에 적합한 표적 약이 있다는 사실에 희망을 품게 된다. 특히 과거에는 폐암에 쓸 효과적인 먹는 약이 거의 없었지만, 이제는 여러 돌연변이에 대한 다양한 표적 제제들이 개발되어 선택지가 풍부해졌다.

현재 사용 중인 주요 표적항암제

• EGFR 억제제

세포 표면에는 세포에 성장 신호를 주는 스위치와 같은 표피 성장인자 수용체(Epidermal Growth Factor Receptor, EGFR) 가 있다. 이 EGFR에 돌연변이가 있으면 EGFR 경로가 지속 활성화되어 암세포 증식을 촉진하게 된다. 주로 비흡연자, 여성, 아시아인에게서 호발하여 우리나라 비소세포폐암 선암 환자의 25~50%에서 EGFR 돌연변이가 확인된다.

이 경로를 억제하는 항암제가 EGFR 억제제이며, 1세대 게피티닙(Gefitinib, 상품명: 이레사), 얼로티닙(Erlotinib, 상품명: 타세바), 2세대 아파티닙(Afatinib, 상품명: 지오트립), 다코미티닙(Dacomitinib, 상품명: 비짐프로), 3세대 오시머티닙(상품명: 타그리소), 레이저티닙(상품명: 렉라자) 같은 경구 항암제가 이에 해당한다. 특히 3세대인 오시머티닙과 레이저티닙은 EGFR 억제제에 내성을 가지게끔 하는 T790M 내성 변이를 억제할 수 있으며, 뇌 투과율이 좋아 뇌 전이에도 효과적으로 작용하도록 개발되어 현재 전이성 EGFR 돌연변이 비소세포폐암의 1차 표준치료로 사용되고 있다.

EGFR이 피부 및 점막 세포에도 발현이 되기 때문에 이와 관련되어 주요 부작용이 나타나며, 피부 발진 및 건조, 화농성 여드름, 손발주위 염증, 구내염, 설사, 결막염 등이 이에 해당한다. 드물지만 심각한 부작용으로 약에 의한 간질성 폐질환, 심장 부정맥 등이 발생하는 경우도 있다.

• ALK 억제제

ALK는 역형성 림프종 키나아제라는 신호 단백질의 줄임말(Anaplastic Lymphoma Kinase, ALK)이다. 폐 ALK 유전자가 다른 유전자와 비정상적으로 합쳐지면서 돌연변이가 발생하여 오류가 난 신호가 계속 전달되며, 이것이 암세포를 증식시키는 원인이 된다. 비소세포폐암 환자 중 3~7%에서 발견되며, 특히 비흡연자, 젊은 여성에게서 호발하는 돌연변이다.

이 신호 경로를 억제하는 항암제가 ALK 억제제로, 1세대 크리조티닙(Crizotinib, 상품명: 잴코리), 2세대 세리티닙(Ceritinib, 상품명: 자이카디아), 알렉티닙(상품명: 알렉센자), 브리가티닙(상품명: 알룬브릭), 3세대 롤라티닙(상품명: 로비큐아)이 이에 해당하는 경구용 항암제이다. 이 중에서 알렉티닙, 브리가티닙, 롤라티닙은 뇌 투과율이 좋아 뇌 전이에도 효과적으로 작용하며, 3세대 롤라티닙은 내성 돌연변이를 광범위하게 억제하여 알렉티닙 진행 후에도 효과를 보임으로써 전체 생존 연장을 이끌고 있다.

주요 부작용으로 피로감, 식욕 저하, 간 수치 상승, 근육통 및 근육 효소 수치(CPK) 상승 등이 있다. 특히 알렉센자에서 근육통이 두드러지며, 브리가티닙은 초기에 약물로 인한 폐렴이 생기는 경우가 있어 점진적 증량이 필요하다. 또한 최근에 1차 표준치료로 급여화가 된 롤라티닙의 경우 기억력 저하, 혼돈, 기분 변화 등과 같은 중추신경계 부작용이 발생할 수 있어 주의가 필요하다.

• ROS1 억제제

ROS1도 ALK와 유사한 신호전달 단백질이다. 다른 유전자와 비정상적으로 결합하여 암세포를 증식하게 하는 돌연변이 중 하나인데, 전체 비소세포폐암 중 약 1~2%에서 발생한다. ROS1 억제제로는 크리조티닙과 롤라티닙이 있다.

• BRAF 억제제(+MEK 억제제 병용)

BRAF는 세포분열과 성장을 자극하는 MAPK 신호 경로에 관여하는 신호전달 단백질이다. 정상 BRAF는 필요할 때만 작용하지만 돌연변이가 생긴 BRAF(예: BRAF V600E)는 끊임없이 신호전달을 유발하여 암세포의 성장을 촉진하게 된다. 전체 비소세포폐암의 1~2%에서 확인되고, BRAF V600E가 가장 흔한 돌연변이인데 흑색종, 갑상선암에서도 종종 관찰된다. BRAF 억제제는 주로 MEK 억제제와 병용하여 암세포 성장 신호를 이중 차단해서 효과를 높이는데, 다브라페닙(Dabrafenib, 상품명: 라핀나)/트라메티닙(Trametinib, 상품명: 매큐셀)이 대표적인 약제이다.

• MET 억제제

MET 엑손 14 스킵 변이는 약 3%의 비소세포폐암에서 확인되며, 암세포를 성장하게 하는 신호전달 경로를 활성화시킨다. 이에 대해서 최근 테포티닙(Tepotinib, 상품명: 텝메코), 캡마티닙(Capmatinib, 상품명: 타브렉타) 같은 MET 억제제가 승인되었고, 반응률 40~50% 수준을 보였다. 이 변이는 주로 고령 환자에게서 발생하는 특징이 있다. 이 중 테포티닙은 2025년 4월에 국내 건강보험 급여 적용을 받게 되었다. 대표적인 부작용으로 부종, 피로감, 간 수치 상승 등이 있다.

• RET 억제제

RET 유전자와 다른 유전자가 잘못 융합되어 발생하는 RET 유전자 재배열 변이는 비소세포폐암의 1~2% 정도에서 보이며, 젊은 비흡연자에게서 주로 확인된다. 셀퍼카티닙(Selpercatinib, 상품명: 레테브모), 프랄세티닙(Pralsetinib, 상품명: 가브레토)이 개발되어 70%에 달하는 높은 반응률로 FDA 승인을 받았으며, 이들은 뇌 전이 조절에도 매우 효과적이다. 이 중 셀퍼카티닙은 국내 사용이 허가되어 있으며, 그 대표적인 부작용으로 고혈압, 간 수치 상승, 설사, 부종, QT 연장 등이 있다.

• KRAS 억제제

KRAS는 암세포 성장에 관여하는 신호 단백질이고, KRAS 유전자 돌연변이는 비소세포폐암의 약 20~30%에서 확인되는 비교적 흔한 변이지만 아직 표적치료제 개발이 부족한 것이 사실이다. 현재 KRAS 돌연변이 중 KRAS G12C 돌연변이만이 소토라십(Sotorasib, 상품명: 루마크라스), 아다그라십(Adagrasib, 상품명: 크라자티) 억제제가 개발되어 있으며, 그 중 소토라십이 전이성 환자의 2차 치료제로 국내 허가된 상태이다. 대표적인 부작용으로 설사, 간 수치 상승, 메스꺼움 등이 있다.

• 표적치료의 내성 문제

표적치료제는 초기 효과는 뛰어나지만 결국 거의 모든 경우에 내성(Resistance)이 발생한다. EGFR 변이의 경우 평균 1년 남짓 지나면 암세포가 표적치료제에 내성이 생겨 다시 자라게 되는데, 대표적 내성 기전이 T790M 돌연변이였다. 이에 3세대 오시머티닙이 등장한 것이며, 오시머티닙 투약 후에는 다시 C797S 등 새로운 내성이 문제가 되어 현재는 C797S와 같은 획득 돌연변이를 표적으로 하는 4세대 EGFR 억제제도 개발되어 임상시험 과정에 있다. ALK도 G1202R 같은 내성 변이에 대응하기 위해 3세대 롤라티닙의 개발이 필요했다. 현재도 이러한 다양한 표적치료제의 내성 기전을 발견하고, 이를 해결하기 위한 차세대 표적치료제 개발과 여러 항암제와의 병용 요법 연구가 활발하게 진행되고 있다.

표적치료제의 실제 적용

사례 1. EGFR 변이 환자의 표적치료

58세 여성 비흡연자가 4기 폐선암 진단을 받고 EGFR L858R 돌연변이가 확인되었다. 1차 치료로 오시머티닙(3세대 EGFR TKI)을 복용했고 2개월 후 CT에서 종양이 70% 이상 크기 감소(부분 관해, PR)에 도달했다. 환자의 기침과 피로 증상도 크게 호전되었다. 약 18개월 뒤 영상에서 진행 소견이 보여 조직 재검을 했더니 MET 과발현이라는 내성 기전이 확인되었고, 임상시험을 통해 MET 억제제를 병용하여 다시 질병 조절을 시도했다. 이 사례는 표적치료의 강력한 초기 효과와, 내성 발생 시 재검을 통한 전략 변경의 중요성을 보여 준다.

사례 2. ALK 양성 폐암의 장기 생존

45세 비흡연 남성이 2013년 ALK 양성 4기 폐암으로 진단받았다.

크리조티닙을 복용하여 8개월간 효과를 보다가 뇌 전이와 함께 진행, 2세대 알렉티닙으로 변경하여 전신 및 뇌 병변 모두 호전되었다. 2년 후 다시 진행 시 3세대 롤라티닙 임상시험에 등록되어 치료를 받았고, 현재 진단 후 8년째 삶을 유지하고 있다. 과거 ALK 폐암의 중앙 생존이 2년 내였던 것과 비교하면 표적치료제의 연이은 개발로 만성질환처럼 장기 생존이 가능해진 경우이다.

사례 3. 드문 표적의 발견

전형적 돌연변이가 없던 50대 남성 폐암 환자에게서 NGS 검사를 통해 NTRK 융합 유전자가 발견되었다. 마침 TRK 억제제인 라로트렉티닙(Larotrectinib)이 국내 임상시험 중이어서 참여했고, 1개월 만에 종양이 현저히 줄어들었다. NTRK 융합은 폐암의 1% 미만으로 드물지만, 이 사례는 정밀의학 검사가 희귀 표적도 놓치지 않고 찾아 맞춤 치료로 연결한 경우이다.

사례 4. 수술 후 보조 표적치료

EGFR 돌연변이 3기 폐암으로 수술 및 화학 요법을 마친 60세 환자가 표적치료제인 오시머티닙을 3년간 보조 요법(Adjuvant)으로 복용했다(ADAURA 임상 근거). 복용 2년째 가슴 CT에서 재발 소견 없이 깨끗했고, 경미한 발진 외 큰 부작용도 없었다. 이로써 환자는 재발 위험을 크게 낮춘 채 생존 중이다. 이는 표적치료제가 조기 병기에서도 보조적 역할을 할 수 있음을 보여 준다.

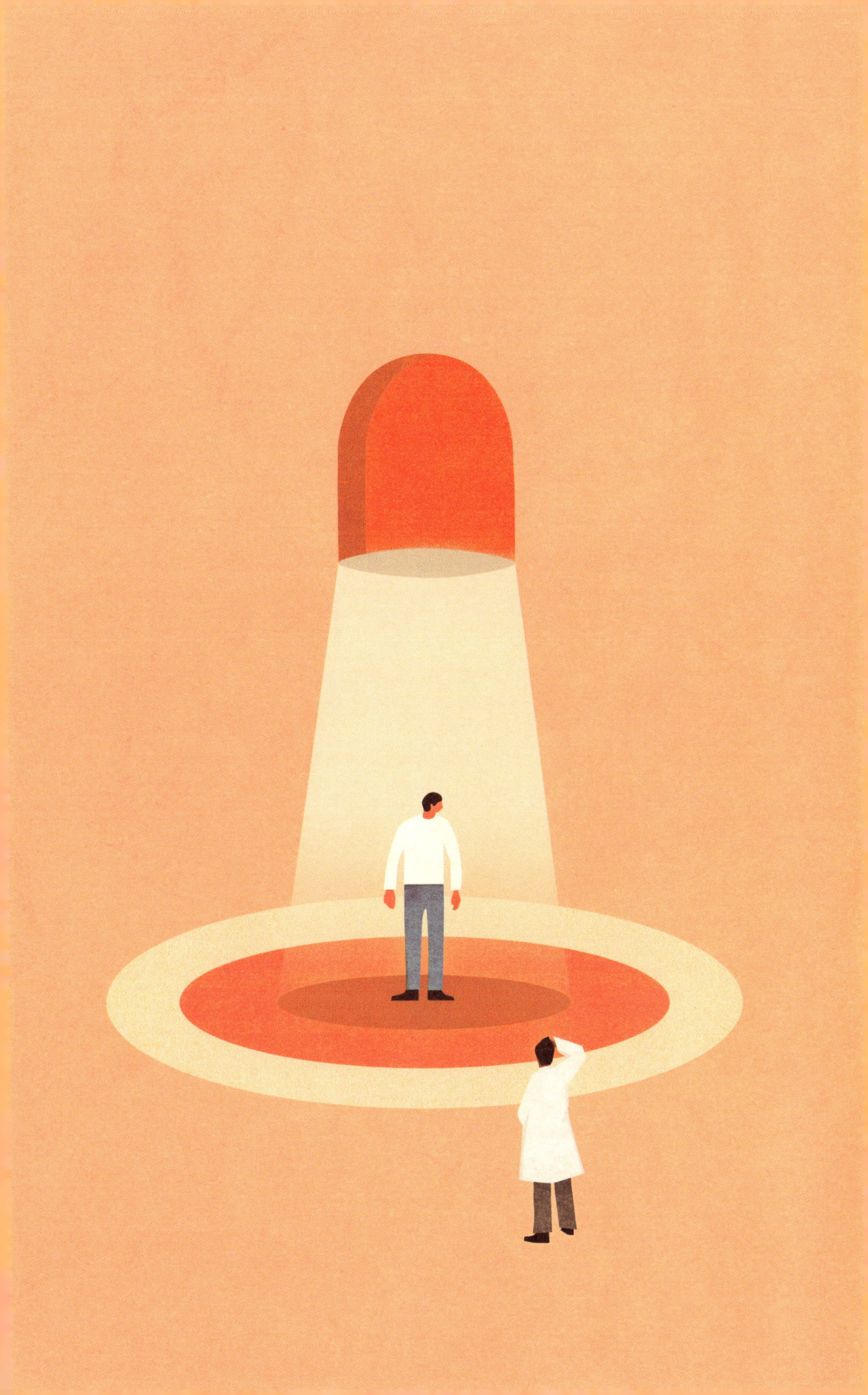

표적치료제에 대해 알아야 할 점

• 유전자 검사를 반드시 시행해야 한다.

표적치료제를 쓰려면 해당 변이가 있는지 알아야 하므로, 충분한 조직 검체로 유전자 검사를 반드시 시행해야 한다. 조직을 충분히 얻기 어려울 경우 혈액으로도 유전자 검사를 할 수 있다.

• 꾸준히 복용해야 한다.

표적치료제는 대개 경구약으로 매일 복용하는 방식이다. 약 복용을 거르지 말고 꾸준히 해야 하며, 복용 편의를 위해 일정한 시간(예: 아침에 식후) 복용을 습관화하는 것을 권유한다.

• 부작용을 관리한다.

표적치료제도 특유의 부작용이 있다. 발진의 경우 항히스타민제 및 보습제를 사용하고 햇빛 노출은 피하는 게 좋다. 필요시 피부과와 연계하여 관리하기도 한다. 일부 표적치료제는 시야 변화나 서맥이 나타날 수 있어 이상 증상 발생 시 즉시 의료진과 상의해야 한다. 또한 드물지만 약물에 의한 폐렴을 유발하기도 하므로 이전에 없던 마른기침, 호흡곤란이 생기면 반드시 의료진과 상의해야 한다. 그러나 전반적으로 부작용은 조절 가능하며, 증상이 나타났을 때 약물 용량을 조절하고 대증치료로 관리할 수 있다.

• 내성, 암의 변화에 대한 추적 관리가 필요하다.

표적치료 중에도 정기 검진(CT 등)으로 암의 변화에 대한 추적이 필요하며, 언젠가 내성이 올 수 있음을 알고 있어야 한다. 다만 내성이 생겼을 때는 다른 약물로 전환하거나 임상시험에 참여하는 등 다음 전략이 있으므로, 희망을 잃지 않고 지속적으로 전문의와 상의하여 치료를 이어가도록 한다. 다시 기침이 심해지는 등과 같이 증상에 변화가 있을 때는 조기에 의료진에게 알려 추가 검사를 고려해야 한다.

• 지원 제도 등을 적극적으로 찾아본다.

일부 표적치료제는 고가이며, 건강보험 급여 여부에 따라 본인 부담이 클 수 있다. 그렇더라도 여러 가지 경제적 지원 프로그램이 있으니 사회복지사와 상의하여 정부 차원의 지원 제도, 기타 보조 프로그램을 적극적으로 찾아보도록 한다. 또한 임상시험에 참여하여 무상으로 신약을 제공받는 것도 좋은 방법이 될 수 있다.

비소세포폐암 치료에 혁명을 가져온 표적치료제

표적치료제의 등장은 비소세포폐암 치료에 혁명을 가져왔다고 할 수 있다. EGFR, ALK, ROS1 등 분자 표적 변이가 있는 환자에게서 이러한 약물은 기존 항암화학 요법을 대체하여 1차 치료로 자리 잡았으며, 높은 종양 반응률과 생존 향상을 입증했다. 이는 치료 선택에 앞서 반드시 유전자 검사가 이루어져야 함을 의미한다. 이제 현대 폐암 진료에서 환자의 돌연변이 유무 파악은 표준 절차이다.

이러한 약물의 혜택은 크지만, 내성 발생이라는 도전을 동반한다. 이에 학계와 제약계는 2세대, 3세대 신약을 계속 개발하며 대응하고 있다.

환자 관리 측면에서는 표적치료제의 경구 복용 편의성과 상대적으로 낮은 부작용으로 환자의 삶의 질이 개선되었다. 그렇지만 피부 발진 등 불편을 초래할 수 있는 부작용에 대한 철저한 교육과 관리가 필요하다. 또한 약 복용의 지속성 확보 및 정기 추적 검진으로 치료 최적화를 도모해야 한다.

참고문헌

- *New England Journal of Medicine*(2018). FLAURA Trial: EGFR 변이 진행성 폐암에서 오시머티닙의 PFS 개선(18.9 vs 10.2개월)[nature.com].
- *The Lancet. Respiratory Medicine*(2020). ALK inhibitor review: 알렉티닙 등 2세대 ALK 억제제로 장기 생존 향상 사례 보고.
- *Journal of Clinical Oncology*(2021). KRAS G12C inhibitor Sotorasib: KRAS 표적치료 시대 개막(반응률 ~37%).
- 대한종양내과학회 폐암 가이드라인: NSCLC 1차 치료에서 표적치료제 선택 알고리즘(변이별 권고 약제).
- *Nature Reviews Cancer*(2020). Mechanisms of resistance in EGFR-mutant lung cancer: 내성 돌연변이 및 극복 기전[emedicine.medscape.com].

07

비소세포폐암의 면역치료제

- 폐암의 항암 치료 2

이기쁨 연세암병원 폐암센터 교수(종양내과)

면역치료제(Immunotherapy)는 환자 자신의 면역 체계를 활성화하여 암을 공격하도록 하는 신개념 치료이다. 특히 면역관문 억제제(Immune Checkpoint Inhibitor)가 비소세포폐암(NSCLC) 치료에 큰 변화를 가져왔다. 2015년 무렵부터 PD-1 억제제(펨브롤리주맙, 니볼루맙 등)와 PD-L1 억제제(아테졸리주맙, 더발루맙 등)가 임상시험에서 생존 연장 효과를 보이며 승인되었고, 현재는 진행성 NSCLC 1차 치료의 표준 중 하나로 자리 잡았다. 면역치료제의 등장은, 전신 치료의 무게중심을 화학 요법에서 면역요법으로 이동시키는 중대한 변화이다.

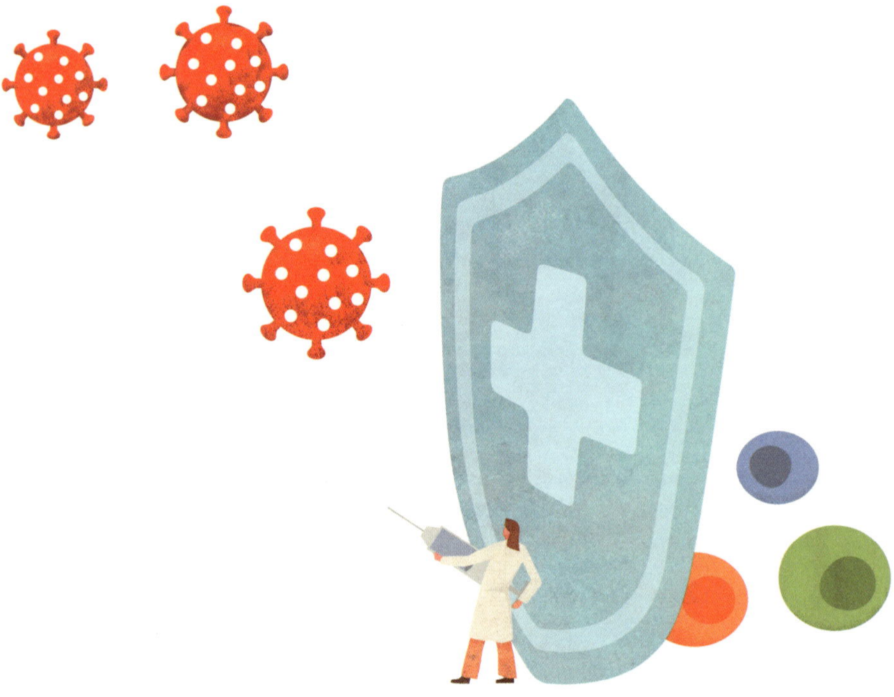

면역치료의 원리와 성과

암세포는 정상적으로 면역세포(특히 T세포)에 의해 인식되어 제거되어야 하나, PD-L1이라는 단백을 발현하여 T세포의 PD-1 수용체와 결합함으로써 면역 회피를 한다. 면역관문 억제제는 PD-1 혹은 PD-L1을 차단하여 이 억제 신호를 해제함으로써, 휴면 상태의 T세포를 다시 활성화시킨다. 그 결과 환자 몸속의 면역세포가 암세포를 공격하여 죽일 수 있게 된다. 이러한 작용 기전은 전신 어디에 암이 퍼져 있든 면역세포가 이동해 공격할 수 있으므로 전이암에도 효과적이다.

• 획기적인 임상 성과

면역치료제의 가장 큰 장점은 일부 환자에게서 장기 생존을 이끌어 내는 점이다. 예를 들어, PD-L1 고발현(NSCLC TPS ≥50%) 환자의 경우에 펨브롤리주맙 단독 요법은 기존 화학 요법 대비 생존율을 유의하게 향상시켰고, 5년 생존율도 30% 이상으로 보고되었다[acsjournals.onlinelibrary.wiley.com | nature.com]. 과거 전이성 폐암 5년 생존율이 5% 미만이었던 것과 비교하면 놀라운 개선이다. 또한 면역치료를 받은 후 종양이 완전히 소멸하고 치료 종료 후에도 장기간 재발 없이 생존하는 사례(완치에 가까운 결과)도 일부 관찰되고 있다.

현재 진행성 또는 전이성 NSCLC에서 PD-L1 발현율에 따라 1차 치료로 면역치료제를 사용하고 있다. PD-L1 50% 이상인 경우 펨브롤리주맙 단독 요법이 승인되었고, 그 미만이라도 화학 요법과 면역치료제 병용 요법(키트루다+백금기반 화학 요법 등)이 표준으로 자리 잡았다. 또한 항암화학 방사선 치료 후 수술이 어려운 III기 환자에게 더발루맙(Durvalumab) 면역치료(1년간 투여)를 하는 치료 완화(Consolidation) 요법이 PACIFIC 임상시험으로 확립되었다. 이처럼 면역치료제는 국소 진행부터 전이암까지 폭넓게 응용되고 있다.

면역치료의 도입으로 과거 '완치 어려운 만성질환'이던 4기 폐암에서도 장기 관해(Long-term Remission)나 기능적 완치를 기대하게 되었다. 이는 의사와 환자 모두에게 치료에 대해서 새로운 희망을 주었고, 폐암 치료 패러다임이 생존 기간 연장뿐만 아니라 완치 가능성으로 확장되는 계기가 되었다.

면역치료의 적용과 효과

• 1차 치료에서의 사용

PD-L1 발현이 높은 환자일수록 면역치료의 효과가 좋다. KEYNOTE-024 임상 연구에서 PD-L1 ≥50% 환자군에서 펨브롤리주맙 단독 치료는 화학 요법 대비 객관적 반응률(ORR)이 높고 전체 생존(OS)이 유의하게 향상되어(HR≈0.63), 표준치료로 승인되었다[thelancet.com| acsjournals.onlinelibrary.wiley.com]. 그 이하 발현 환자에게서도 화학 요법과 면역치료의 병용으로 생존 개선(HR≈0.5~0.7) 효과가 입증되었다. 특히 면역-화학 병용 요법은 PD-L1 음성인 환자에게서도 의미 있는 효과를 보

여, 대부분의 전이성 NSCLC 환자가 1차에 면역치료를 받게 되었다.

치료 반응 양상

면역치료에서는 특이한 현상으로 가역진행(Pseudoprogression)이 드물게 나타날 수 있다. 즉 초기 영상에서 종양 크기가 커지거나 새로운 병소가 보여도, 실제로는 면역세포 침윤으로 인한 일시적 부종/염증일 수 있고, 이후 종양이 감소하는 경우가 있다. 따라서 영상 판정에 주의가 필요하며, 임상 상태가 안정적이면 치료를 지속하기도 한다. 전반적인 반응률은 화학 요법과 비슷하거나 다소 높지만(약 20~45%), 반응 지속 기간(Duration of Response)이 길다는 점이 중요하다. 반응을 보인 환자 중 일부는 수년 이상 암이 조절되는 경향을 보인다.

면역 관련 부작용(irAEs)

면역치료제는 면역계 과활성으로 자기 면역성 부작용을 일으킬 수 있다. 대표적으로 피부 발진, 갑상선기능저하증 등이 흔하고, 드물지만 심각한 폐렴(Pneumonitis), 대장염, 간염, 뇌하수체염 등이 발생할 수 있다. 발생률은 5~10% 내외로 중증 부작용은 흔치 않지만, 한번 발생하면 스테로이드 등 면역억제 치료로 적극 관리해야 한다. 폐암 환자가 특히 주의해야 할 것은 면역성 폐렴으로, 기존에 방사선 치료를 받았다면 방사선폐렴과 감별이 어려울 수 있다. 의료진은 환자에게 기침, 호흡곤란이 악화되면 즉시 연락하도록 교육하고, 발생 시 면역치료를 중단하고 스테로이드 고용량 투여 등의 조치를 취한다.

• 예후 인자

PD-L1 외에도 면역치료 효과 예측인자로 '종양 돌연변이 부담(TMB)'이 언급되지만 실제 임상 적용은 제한적이다. 또 EGFR 변이나 ALK 재배열이 있는 환자는 면역치료 단독 효과가 낮은 편이라(ORR <10%), 주로 표적치료 후 진행 시 고려한다. 반면 흡연력이 있는 편이 면역치료 반응이 좋은 경향이 있다. 이렇듯 어떤 환자가 면역치료로 특히 이득을 볼지 연구가 진행 중이다.

• 병용 및 차세대 면역치료

현재는 항-CTLA-4 항체[예: 이필리무맙(Ipilimumab)]와 PD-1/PD-L1 억제제 병용, 또는 면역항암제끼리 병용(듀얼 면역치료)이 연구 및 일부 승인되었다. CheckMate-227 연구에서 니볼루맙+이필리무맙 병용이 PD-L1과 상관없이 효능을 보여 승인되기도 했다. 더 나아가 암 백신, CAR-T 세포치료 등도 연구되고 있다. 특히 폐암에서는 돌연변이 네오안티젠(Neoantigen)을 겨냥한 백신이나, 종양 미세 환경을 개선하는 병용(항-VEGF 등)이 시험 중이다.

환자 교육 및 주의사항

• PD-L1 검사에 대한 이해

환자에게 치료제 선택을 위해 암 조직에서 PD-L1 발현 검사를 한다고 알리고, 결과에 따라 면역치료 단독 혹은 병용 여부가 결정됨을 설명한다. PD-L1 수치가 높다고 무조건 효과가 좋은 것은 아니고, 낮아도 효과를 볼 수 있음을 알려 과도한 기대나 실망을 하지 않도록 균형 잡힌 정보를 제공한다.

• 치료 중 증상 보고

면역치료는 비교적 내약성이 좋지만 앞서 언급한 면역 관련 부작용이 있을 수 있으므로, 환자에게 이상 증상이 나타나면 바로 알릴 것을 강조한다. 특히 폐암 환자에게 치명적일 수 있는 폐렴 증상(마른기침 악화, 호흡곤란 증가, 발열)을 교육하고, 대장염 증상(설사, 복통), 내분비 이상(피로, 정신혼동 등)도 설명하여 적기에 병원에 연락하게 한다.

• 치료 기간

일반적으로 면역치료는 최대 2년까지 투여하는 경우가 많다(임상시험 기준). 환자가 장기간 치료를 앞두고 심리적 준비를 할 수 있도록 안내한다. 중간에 영상 평가를 통해 효과를 관찰하며 최소 수개월 이상 지나야 반응이 나타날 수 있음을 알려 조급함을 줄인다. 또한 2년 치료 후 유지할지 중단할지는 데이터가 한정적이므로, 치료 도중 최신 지견에 따라 의사와 상의하여 결정하게 됨을 알린다.

• 비용 문제

면역항암제는 고가이지만 많은 나라에서 보험이 적용되고 있다.

환자에게 본인 부담 비용을 미리 상담하도록 하고, 경제적 어려움이 있으면 지원 제도를 안내한다. 국내외에 환자 지원 프로그램, 정부 보조 등이 있을 수 있으니 사회복지 팀과 연결되게 해 준다.

• 생활 방식

면역치료 중 특별한 생활 제한은 없으나, 면역체계와 연관된 만큼 환자에게 건강한 생활 습관(균형 잡힌 식사, 규칙적 운동, 금연)을 유지하도록 권장한다. 또한 심한 스트레스나 과로는 면역에 영향을 줄 수 있으므로 무리한 활동을 피하고 충분한 휴식을 취하도록 조언한다. 감염 예방을 위해 손 씻기와 예방접종(독감, 코로나 등)도 적절히 받도록 한다.

면역치료제 전이성 폐암 치료의 새로운 시대를 열다

면역관문 억제제 도입은 전이성 폐암 치료의 새 시대를 열었다고 평가된다. PD-1/PD-L1 억제제들은 상당수 환자에게서 지속적 종양 억제를 이끌어 냈고, 일부 환자에게는 장기 생존 또는 실질적 완치를 기대할 수 있게 했다[acsjournals.onlinelibrary.wiley.com | nature.com]. 이는 기존의 항암화학 요법으로는 달성하기 어려웠던 성과이다. 면역치료제는 표적치료제와 함께 비소세포폐암의 양대 축으로 자리 잡았고, 현재 대부분의 진행성 폐암 환자 치료에 포함된다. 특히 PD-L1 상태에 따른 1차 치료 전략(단독 vs 병용)이 정립되어, 개인별 맞춤 치료가 이뤄지고 있다.

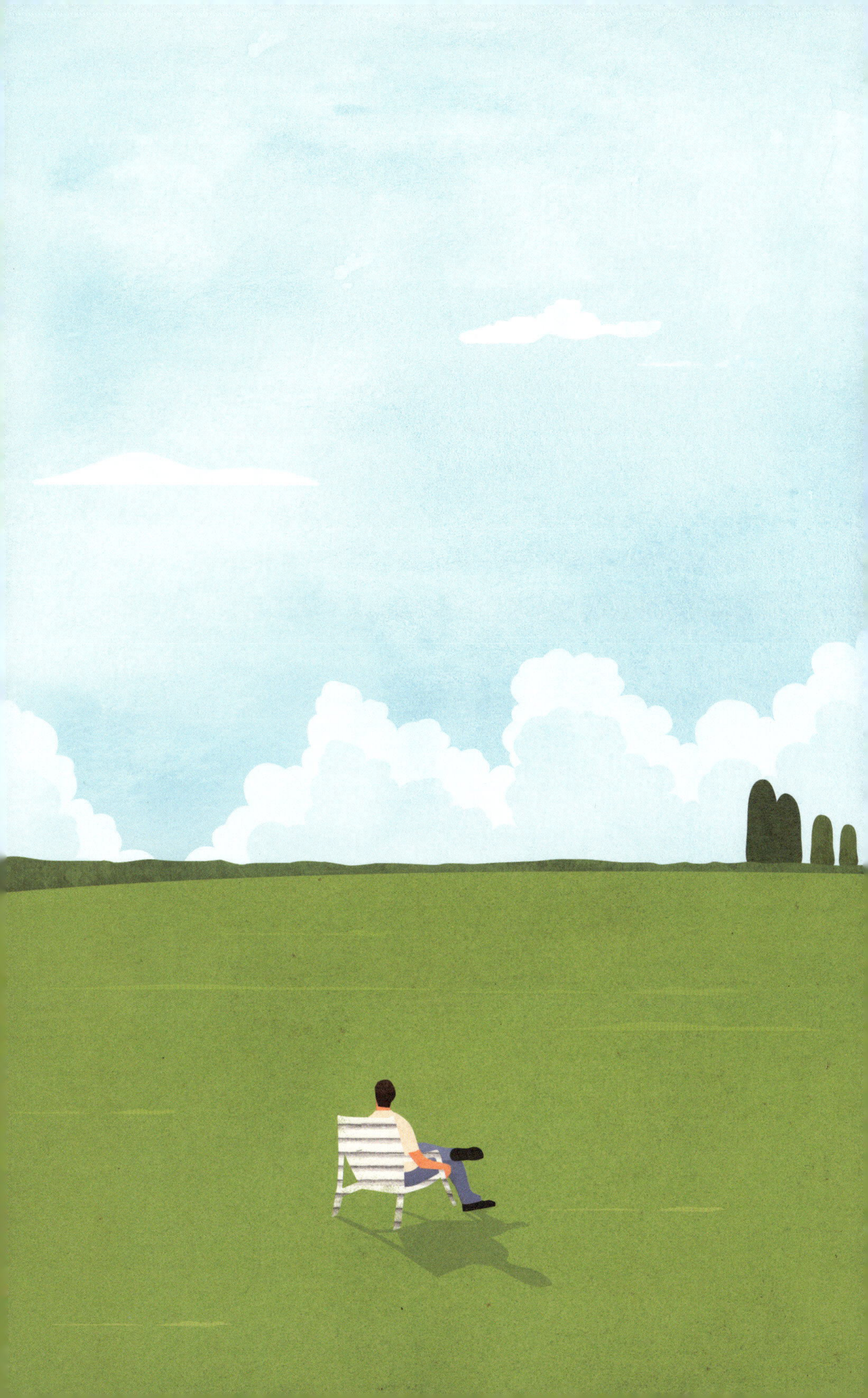

다른 치료와 달리 면역치료는 환자의 면역반응에 의존하므로, 반응의 개인차가 크다. 어떤 환자는 놀랍도록 잘 듣지만, 어떤 환자는 효과를 못 보기도 한다. 따라서 예측인자 연구가 계속 진행 중이며, 병용요법 개발로 더 많은 환자에게 효과를 높이려는 노력이 지속되고 있다.

면역 관련 부작용에는 새로운 도전이 필요하다. 의료진은 이를 조기에 인지하고 적절히 대처해야 하며, 환자 교육을 통해 자각 증상 발생 시 신속히 대응할 수 있도록 해야 한다. 제대로 관리하면 대부분 회복할 수 있으나, 방치하면 치명적일 수 있음을 명심해야 한다.

요약하면, 비소세포폐암의 면역치료제는 환자들의 생존곡선을 유의미하게 향상시켰고, 암 치료의 패러다임을 '몸 안의 면역으로 암을 통제'하는 방향으로 변화시켰다. 지속적인 연구와 임상 경험 축적을 통해 향후 더 많은 환자가 이 혁신적 치료의 혜택을 볼 것으로 기대된다.

참고문헌

- *New England Journal of Medicine*(2016). KEYNOTE-024: PD-L1 ≥50% 전이성 NSCLC에서 펨브롤리주맙의 OS 개선[acsjournals.onlinelibrary.wiley.com | thelancet.com].
- *Journal of Clinical Oncology*(2021). 5-year outcomes of KEYNOTE-024: 5년 생존율 31.9% vs 16.3%(펨브로 vs 화학 요법) 장기 생존 보고.
- *Lancet Oncology*(2019). PACIFIC 3-year update: 국소 진행 NSCLC 동시 치료 후 두르발루맙의 3년 OS 57%(플라세보군 43%) 개선.
- *Journal of Thoracic Oncology*(2020). Toxicity management of immunotherapy: 면역 관련 부작용 빈도와 관리 지침 요약.
- 대한항암요법학회 폐암 진료 지침: 진행성 비소세포폐암 1차 치료 면역항암제 적용 기준 및 병용 요법 권고.

08

소세포폐암의 최신 치료제

김혜련 연세암병원 폐암센터장

임선민 연세암병원 폐암센터 교수(종양내과)

소세포폐암(Small Cell Lung Cancer, SCLC)은 전체 폐암의 약 10~15%를 차지하며, 빠른 세포 증식 속도와 조기 전이 특성으로 인해 예후가 가장 나쁜 암 중 하나이다. 진단 당시 환자의 70% 이상이 확산병기(Extensive Stage)이며, 치료하지 않으면 수개월 내 사망에 이를 수 있다.

전통적으로 플래티넘-에토포시드(Platinum-etoposide) 화학 요법이 표준치료였으며, 20년간 치료 옵션 변화가 제한적이었으나 최근에는 면역항암제, 항체-약물 접합체(Antibody-Drug Conjugate, ADC), DNA 손상 관련 표적치료제 등 새로운 치료제의 개발이 본격화되었다.

이 글에서는 SCLC의 생물학적 특징, 기존 치료의 한계, 그리고 최신 치료제의 기전과 임상적 활용에 대해 다루고자 한다.

소세포암의 병리 및 생물학적 특성

소세포폐암은 폐의 신경내분비세포(Neuroendocrine Cell)에서 발생하는 암이다. 이 세포들은 원래 호르몬이나 신경전달물질을 조절하는 역할을 하지만, 암이 생기면 아주 작은 크기의 세포가 빠르게 증식하고 퍼지는 특징을 보인다.

현미경 소견에서는 세포 크기가 작고, 핵이 진하고 밀집되어 있으며, 세포질(세포 속 내용물)이 거의 보이지 않는다. 이러한 이유로 소세포폐암은 '작고 밀도 높은 세포가 가득한 암'으로 불리기도 한다.

빠르게 자라는 암세포

소세포폐암의 가장 큰 특징 중 하나는 세포가 매우 빠르게 분열한다는 점이다. 이를 나타내는 지표인 Ki-67 증식지수가 대부분 80~100%에 이를 정도로 높다. 즉, 암세포의 거의 전부가 동시에 분열하고 있다는 뜻이다. 이 때문에 소세포폐암은 짧은 시간 안에 크기가 커지고, 다른 장기로 전이되는 속도도 매우 빠른 암이다.

유전자적 특징

소세포폐암에서는 TP53과 RB1이라는 두 유전자가 거의 항상 손상되거나(불활성화, Inactivation) 기능을 잃은 상태로 발견된다. 이 유전자

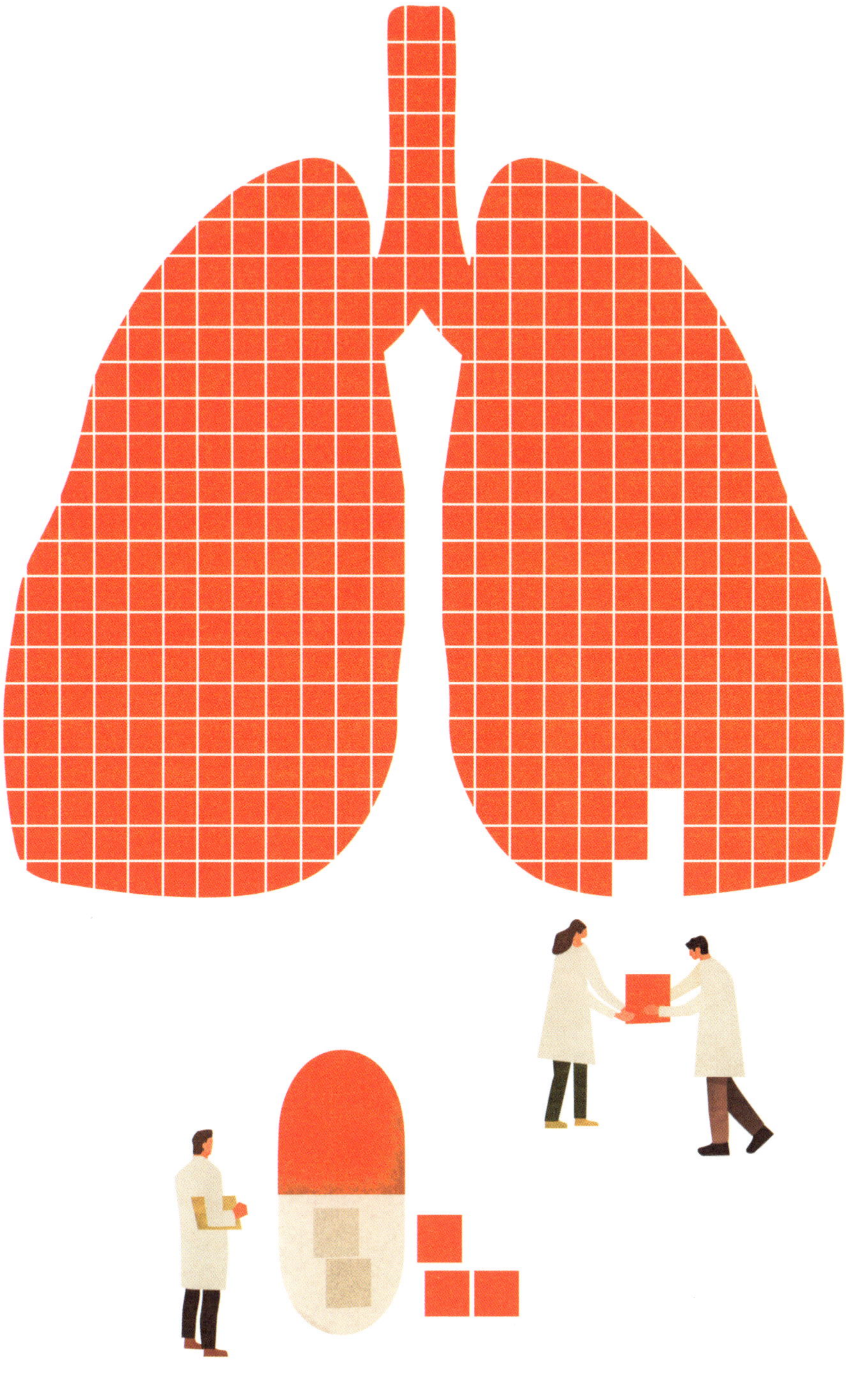

들은 원래 암의 성장을 억제하는 역할(종양 억제 유전자)을 하는데, 이들이 망가지면 세포가 통제 없이 분열하게 된다.

반면, EGFR이나 ALK 같은 비소세포폐암에서 흔히 발견되는 표적치료 유전자는 소세포폐암에서는 거의 나타나지 않는다. 이 때문에 오랫동안 소세포폐암은 표적치료제 대신 세포독성항암제(전통적 항암 치료)에 의존해 왔다.

표준치료의 변화와 최신 약제

1. 면역항암제의 도입(1차 치료: 면역항암제와 항암화학 요법의 1차 치료에서의 성과 병용 요법)

• IMpower133 연구

이 연구는 아테졸리주맙이라는 면역항암제와 항암화학 요법(카보플라틴+에토포시드)을 함께 사용한 치료가 기존의 항암 치료만 한 경우보다 얼마나 효과적인지를 비교한 연구이다.

- 연구 디자인:

한 그룹은 항암제와 아테졸리주맙을 함께 사용하며 다른 그룹은 항암제만 사용하는 것을 비교

- 연구 결과:

전체 생존 기간(중앙값): 12.3개월 vs 10.3개월 → 약 2개월 이상 생존 기간이 늘어났다.

1년(12개월) 생존율: 51.7% vs 38.2% → 절반 이상이 1년 이상 생존하였다.

이 결과를 바탕으로, '아테졸리주맙+항암화학 요법' 병용 치료는 현재 우리나라에서도 1차 표준치료로 인정되어 사용되고 있다.

- CASPIAN 연구

이 연구는 더발루맙이라는 또 다른 면역항암제를 기존의 항암화학 요법(카보플라틴 또는 시스플라틴 + 에토포시드)과 함께 사용했을 때의 효과를 살펴본 연구이다.

- 연구 디자인:

한 그룹은 더발루맙과 항암제를 병용하며 다른 그룹은 항암제만 사용하는 것을 비교

- 연구 결과:

전체 생존 기간(중앙값): 13.0개월 vs 10.3개월 → 약 2개월 이상 생존 기간이 늘어났다.

1년 생존율: 52.8% vs 39.3%, 2년 생존율: 22.2% vs 14.4%

즉, 면역항암제를 함께 사용한 환자들이 더 오래 생존하고, 장기

생존자도 더 많았다는 뜻이다.

정리하면, 면역항암제와 항암제를 함께 쓰면 암의 진행을 늦추고 생존 기간을 늘릴 수 있다. 현재 국내에서는 아테졸리주맙 또는 더발루맙 병용 요법이 확장 병기 소세포폐암의 표준 1차 치료로 사용되고 있다. 치료 반응은 개인차가 있지만, 많은 환자가 이전보다 더 오래, 더 안정적인 생활을 하고 있다.

2. 2차 치료의 필요성과 한계

• 2차 치료 필요성

소세포폐암은 처음에는 항암 치료에 비교적 잘 반응하지만, 안타깝게도 대부분의 경우 수개월 내에 암이 다시 자라거나 재발하게 된다. 이처럼 1차 치료 이후에 병이 진행된 환자에게는 2차 항암 치료를 고려하게 된다.

• 2차 치료의 한계와 어려움

소세포폐암의 2차 치료는 몇 가지 뚜렷한 어려움이 있다. 먼저, 치료 반응률이 낮고 치료 지속 기간이 짧다는 점이다. 1차 치료에서는 약 70~80%의 환자에게서 암이 눈에 띄게 줄어들지만, 2차 치료에서는 대략 20~30% 정도만 효과를 보이는 경우가 많다. 또한 효과가 유지되는 기간도 평균 3~5개월 정도로 짧다.

둘째, 부작용에 대한 내성이 약해지는 점이다. 이미 여러 차례 항암제를 사용해 온 상태이기 때문에, 체력이 떨어져 있거나 혈액 수치가 낮아 부작용을 견디기 어려운 경우가 있다.

셋째, 선택할 수 있는 치료제가 제한적이라는 점이다. 현재까지 2차 치료제로 공식 승인된 약물은 몇 가지에 불과하며, 새로운 약제들은 아직 임상시험 단계에 머물러 있다.

결국 2차 치료는 완치를 목표로 하기보다는, 암의 성장을 최대한 억제하면서 삶의 질을 유지하는 치료라고 이해할 수 있다.

3. 현재 사용되는 대표적인 2차 치료제

① 토포테칸

토포테칸(Topotecan)은 오랫동안 사용되어 온 기존의 표준 2차 치료제이다. 이 약은 암세포의 DNA 복제 과정을 억제하여 세포가 더 이상 분열하지 못하게 하는 기전으로 작용한다.

정맥 주사 또는 경구 복용이 모두 가능하며, 평균적으로 약 20% 정도의 환자에게서 암이 줄어드는 반응이 나타난다. 치료를 받은 환자의 평균 생존 기간은 약 6개월 정도로 보고되어 있다.

하지만 토포테칸은 백혈구나 혈소판이 감소하는 혈액학적 부작용이 흔하고, 피로감, 식욕 저하, 구역감 등이 자주 동반된다. 따라서 고령이거나 체력이 많이 떨어진 환자에게는 사용이 쉽지 않은 경우가 많다. 그럼에도 불구하고 오랜 기간 표준치료로 사용되어 온 만큼, 효과가 입증된 약제로서 여전히 2차 치료의 기준점 역할을 하고 있다.

② 러비넥테딘

러비넥테딘(Lurbinectedin, 상품명: 젭젤카)은 2020년 미국 식품의약국(FDA)에서 승인된 새로운 2차 치료제로, 한국에서 사용이 가능해졌다. 이 약은 기존의 세포독성항암제와는 조금 다른 방식으로 작용한다. 암세포의 DNA에 직접 손상을 주어 세포의 복제를 차단하는 동시에, 암이 자라기 좋은 환경을 만드는 종양 미세 환경(Tumor Microenvironment)을 조절하여 암세포의 생존을 어렵게 만든다. 즉, 암세포 자체를 공격함과 동시에 암이 자라기 힘든 환경을 만드는 이중 작용을 한다.

'BASKET 연구'라는 임상시험에서 러비넥테딘의 효과가 확인되었다. 전체 환자의 약 35%에서 암이 눈에 띄게 줄었고, 그 효과가 평균 5개월 이상 유지되었다. 전체 생존 기간의 중간값은 9.3개월로, 기존 치료제보다 개선된 결과를 보였다.

부작용으로는 백혈구나 혈소판 감소가 나타날 수 있지만, 대부분 조절 가능한 수준이며, 심한 구토나 피로감은 비교적 적다.

소세포폐암의 새로운 치료 시도

새로운 치료가 필요한 이유

소세포폐암은 항암 치료에 일시적으로 잘 반응하지만, 대부분의 경우 암이 빠르게 다시 자라거나 전이되는 특성을 지니고 있다. 기존 치료제만으로는 생존 기간의 한계가 분명하기 때문에, 연구자들은 새로운 표적과 작용기전을 가진 약을 개발하여 "보다 오래, 부작용은 적게" 치료할 수 있는 방법을 찾고 있다.

이러한 연구를 통해 최근에는 DLL3, PARP, BCL2 등을 표적으로 하는 차세대 약물들이 임상시험에서 활발히 연구되고 있다. 그 결과 일부 약제는 이미 해외에서 승인을 받았고, 소세포폐암 치료의 새로운 가능성을 열고 있다. 여기서 유망한 DLL3 표적 약제에 대하여 살펴보고자 한다.

DLL3 표적치료

• DLL3란?

DLL3는 소세포폐암 세포의 표면에서 비정상적으로 많이 발현되는 단백질이다. 정상 세포에는 거의 나타나지 않지만, 암세포에는 과다하게 존재하기 때문에 암세포만 골라서 공격할 수 있는 표적으로 주목받고 있다. 이를 이용한 치료 전략은, 우리 몸의 T세포가 DLL3를 발현한 암세포를 정확히 인식하고 공격하도록 유도하는 약물을 만드는 것이다.

이러한 약물들은 '이중항체(Bispecific Antibody)' 혹은 'ADC(항체-약물 접합체)' 형태로 개발되고 있다.

• 주요 DLL3 표적 약제

탈라타맙(Tarlatamab, 상품명: Imdelltra)

DLL3를 표적으로 하는 T세포 유도 이중항체(BiTE) 계열의 약이다. 2024년 미국 FDA에서 승인되어, 백금계열 항암 치료 후에도 병이 진행한 2차 치료 이상의 환자에게 사용할 수 있게 되었다.

임상시험에서는 일부 환자에서 장기 반응(Long-term Response)이 확인되어, 소세포폐암 치료의 새로운 돌파구로 주목받고 있다.

항체-약물 접합체

소세포폐암 세포막에서 발현되는 TROP2(Sacituzumab Govitecan, SHR-A1921), SEZ6(ABBV-011, ABBV-706), B7-H3(Ifinatamab deruxtecan, HS-20093)를 각각 타깃으로 하는 항체-약물 접합체 연구들이 진행 중이다.

환자 개개인의 암 특성에 맞춘 맞춤 치료

현재 소세포폐암의 표준치료는 여전히 항암화학 요법과 면역항암제 병용 요법이지만, 그 이후 단계에서는 새로운 치료 옵션이 필요하다.

DLL3, PARP, BCL2를 표적으로 하는 약물들은 이러한 한계를 극복하기 위해 개발된 차세대 치료제이다. 특히 탈라타맙(상품명: 임델트라)은 이미 미국에서 승인되었고, 러비넥테딘 이후의 새로운 치료 축으로 자리 잡을 가능성이 있다. PARP 및 BCL2 억제제 또한 병용 요법이나 유전자 맞춤 치료로 발전할 여지가 크다.

비록 아직 모든 환자에게 적용되지는 않지만, 이러한 새로운 연구들은 소세포폐암에서도 점차 정밀의학 시대로 나아가고 있음을 보여 준다.

앞으로는 '한 가지 치료법'이 아니라, '환자 개개인의 암 특성에 맞춘 맞춤 치료'가 현실이 될 것이다.

실제 적용 사례

사례 1. 면역항암제 병용으로 종양이 크게 줄어든 경우

한 환자는 확장병기 소세포폐암으로 진단되었으며, 진단 당시 전신 상태는 비교적 양호(ECOG 1점)했다.

의료진은 아테졸리주맙(면역항암제)과 카보플라틴, 에토포시드(항암화학 요법)을 병용하는 표준 1차 치료를 시작했다.

치료 6개월 후 촬영한 영상 검사에서 종양 크기가 약 70% 이상 감소하여 매우 좋은 반응을 보였다. 이후 항암제는 중단하고, 면역항암제인 아테졸리주맙 단독 유지 요법으로 치료를 이어가며 지금까지 안정적인 상태를 유지하고 있다.

이 사례는 면역항암제와 항암제 병용 치료가 소세포폐암에서도 효과적으로 종양을 줄이고 오랜 기간 안정 상태를 유지할 수 있음을 보여 준다.

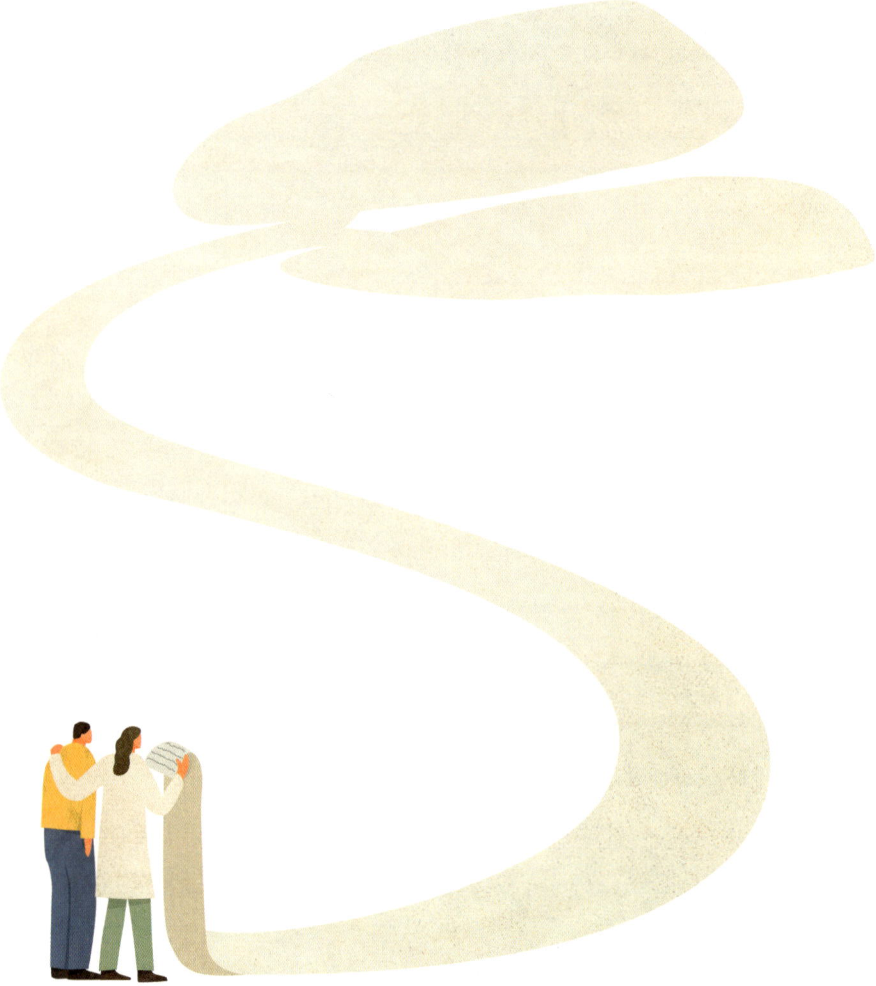

사례 2. 재발 후 러비넥테딘으로 좋은 반응을 보인 경우

다른 환자는 1차 항암 치료를 잘 마친 후 약 6개월 뒤에 암이 다시 자라는 백금 민감성(Platinum-sensitive) 재발이 발생했다.

이 환자에게는 러비넥테딘(상품명: 젭젤카)을 단독으로 투여했다. 치료 4주 후 검사에서 부분 반응(Partial Response, PR)이 확인되어 암의 크기가 눈에 띄게 줄었다. 이후 약 8개월 동안 암이 진행하지 않고 안정된 상태를 유지했으며, 심각한 부작용 없이 일상생활을 지속할 수 있었다.

이 사례는 기존 치료에 반응 이후 내성이 발생한 환자에게 러비넥테딘이 2차 치료제로서 효과적이며 부작용이 적은 대안이 될 수 있음을 보여 준다.

사례 3. 임상시험을 통한 새로운 치료 시도

또 다른 환자는 면역항암제 치료로 한동안 병이 안정된 상태(Stable Disease)를 유지하다가 치료 시작 약 1년이 지나 암이 다시 자라는 진행(Progression)이 확인되었다.

이 환자는 표준치료 후에도 새로운 선택지를 찾기 위해 임상시험을 통해 anti-DLL3 항체 치료를 시도했다. 이는 암세포 표면의 DLL3 단백질을 표적으로 하는 차세대 치료제이다.

현재까지의 비공식 경과에서는 치료에 잘 적응하며 병이 더 이상 빠르게 진행하지 않고 안정 상태를 유지하고 있다.

이 사례는 기존 치료 이후에도 임상시험을 통해 새로운 표적치료에 도전할 수 있는 기회가 열려 있음을 보여 준다.

환자 교육 및 주의사항

소세포폐암(SCLC)은 다른 폐암에 비해 매우 빠르게 자라고 일찍 전이되는 특성을 지니고 있다. 이로 인해 진단 시 이미 병이 많이 진행된 경우가 많고, 그동안은 치료 후에도 재발이 잦아 예후가 좋지 않은 암으로 알려져 있었다. 하지만 최근 몇 년 사이 면역항암제의 등장과 새로운 표적치료제의 개발로 인해 소세포폐암의 치료 결과가 점차 개선되고 있다.

지체하지 않고 치료를 시작하는 것이 가장 중요하다

소세포폐암은 진행 속도가 매우 빠른 암이다. 따라서 진단이 내려진 후 가능한 한 빠르게 치료를 시작하는 것이 무엇보다 중요하다. 치료가 늦어질수록 암이 다른 장기로 전이될 위험이 커지고, 치료에 대한 반응이 떨어지며, 전신 상태가 나빠져 치료를 견디기 어려워질 수 있다. 의사와 치료 계획을 신속하게 논의하고 바로 치료를 시작하는 것이 예후를 결정하는 가장 중요한 단계이다.

면역항암제 치료 중 알아 두어야 할 부작용

면역항암제는 우리 몸의 면역체계를 활성화시켜 암세포를 공격하게 하는 약이다. 하지만 면역이 과도하게 활성화되면 정상 장기에도 염증이 생길 수 있다.

가장 흔하게 나타날 수 있는 부작용은 다음과 같다.

- 피로감: 몸이 무겁거나 쉽게 지치는 느낌
- 피부 발진 또는 가려움
- 설사 또는 복부 불편감
- 호흡곤란, 기침(면역 관련 폐렴 가능성)
- 갑상선 기능 변화(피로, 체중 변화, 불면 등으로 나타날 수 있음)

이러한 증상이 나타나면 절대 참지 말고 즉시 담당 의료진에게 알려야 한다. 조기에 약제 조정이나 면역억제 치료를 시행하면 대부분 회복할 수 있다.

"면역항암제의 부작용은 초기에 발견하면 대부분 회복이 가능하다. 증상이 작더라도 미리 이야기하는 것이 가장 중요하다."

재발했을 때의 치료 : 선택과 임상시험 참여

소세포폐암은 초기 치료 후에도 재발 가능성이 높다. 재발 시에는 선택할 수 있는 치료 옵션이 제한적일 수 있으므로, 환자에게 임상시험 참여 기회를 함께 안내하는 것이 중요하다.

고령 환자 또는 전신 상태가 약한 환자일 경우

모든 환자가 강한 항암 치료를 견딜 수 있는 것은 아니다.

특히 고령 환자, 혹은 체력이 많이 떨어져 있는 환자는 치료 목표를 달리 정할 필요가 있다. 이 경우에는 다음 두 가지를 병행하여 통증, 호흡곤란, 피로 등을 줄이고 삶의 질을 유지하는 것이 중요하다.

- 저용량 항암 치료
- 또는 증상 완화(Palliative Care) 중심의 치료

"치료의 목표는 생존 기간뿐 아니라 남은 시간 동안의 삶의 질을 지키는 것이다."

환자와 보호자에게 드리는 말

소세포폐암은 여전히 치료가 쉽지 않은 병이지만, 최근 몇 년 사이 면역치료와 표적치료의 발전으로 새로운 가능성의 문이 열렸다.

치료 과정은 길고 쉽지 않지만, 적극적인 치료 참여, 부작용의 조기 보고, 정기적인 검사가 생존율과 삶의 질을 높이는 가장 중요한 열쇠이다.

"지금은 과거보다 훨씬 더 많은 치료 방법이 있습니다. 의사와 함께 치료 계획을 세우고, 필요하다면 임상시험이라는 또 다른 선택지도 적극적으로 고려하세요. 조기 치료, 꾸준한 관리, 그리고 긍정적인 마음이 치료 여정을 함께 이겨 내는 가장 큰 힘이 됩니다."

참고문헌

- Horn L et al. *New England Journal of Medicine*. 2018; 379(23): 2220-2229. (IMpower133).
- Paz-Ares L et al. *Lancet*. 2019; 394(10212): 1929-1939. (CASPIAN).
- Trigo J et al. *Lancet Oncology*. 2020; 21(5): 645-654. (Lurbinectedin).
- Rudin CM et al. *Nature Reviews Cancer*. 2019; 19: 535-548. (SCLC Biology).
- NCCN Guidelines. Small Cell Lung Cancer v2. 2024.

09

폐암 환자를 위한 첨단 중입자 치료

김경환 연세암병원 폐암센터 교수(방사선종양학과)

윤홍인 연세암병원 폐암센터 교수(방사선종양학과)

폐암 치료는 종양의 위치, 크기, 병기, 환자의 전신 상태에 따라 달라지며, 일반적으로 외과적 수술, 방사선 치료, 전신 약물 요법이 주요 치료 방법으로 사용된다. 중입자 치료는 기존의 방사선 치료에 비해 주변 정상 조직의 손상을 최소화하여 부작용을 획기적으로 줄일 수 있다. 특히 수술적 치료가 불가능한 고령의 환자, 기저질환이 있는 환자에게 완치를 위한 새로운 선택지가 될 수 있다.

연세의료원은 국내에서는 최초이자 세계적으로는 15번째로 중입자치료센터를 개원하였으며, 세계 최초로 2개의 회전형치료실을 갖추었다. 2023년 5월 개원한 연세의료원 중입자치료센터는 2024년 6월부터 폐암에 대한 치료를 시행하고 있다.

중입자 치료의 기본 원리

중입자 치료(Heavy Ion Therapy, 탄소이온 방사선 치료)는 입자 방사선 치료의 일종으로, 탄소이온을 입자 가속기에 주입하여 빛의 속도 근방까지 가속시킨 후, 인체 내부의 특정 목표 지점에 정확하게 도달시켜 암세포를 사멸시키는 방식의 암 치료법이다. 기존의 방사선 치료에서 사용되는 광자(Photon)와 중입자 치료에서 이용되는 탄소입자는 물리적 성질에서 큰 차이를 보인다. 광자와 달리 중입자와 같은 입자는 인체 조직을 통과할 때 에너지를 거의 잃지 않고 이동하다가 특정 깊이에 도달하면 대부분의 에너지를 방출하는 브래그 피크(Bragg Peak)라는 특성을 지니고 있다(그림 9-1). 이러한 원리를 기반으로 통과하는 경로상 주변 정상 장기에 대한 저선량 분포를 획기적으로 줄이고 암세포에는 최대한의 방사선량을 전달할 수 있게 된다(그림 9-2).

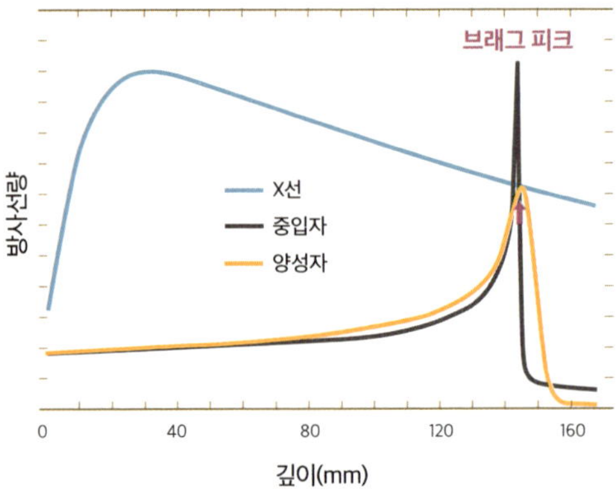

[그림 9-1] 방사선 종류별 깊이에 따른 분포 비교

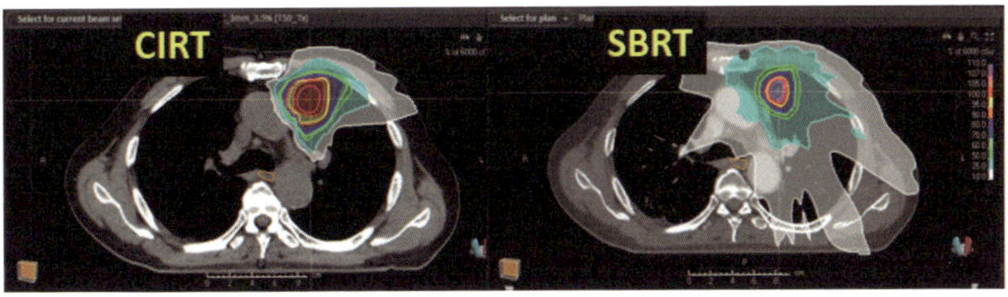

[그림 9-2] 폐암 환자의 중입자 치료(CIRT)와 기존 방사선 치료(SBRT)의 선량 분포도 비교

또한 중입자는 특징적으로 높은 선형 에너지 전달량(Linear Energy Transfer, LET)을 가지고 있어 생물학적 효과량(Relative Biological Effectiveness, RBE)이 다른 방사선들에 비해 크다. 즉, 암세포에 더 심각한 손상을 일으키기 때문에, 더 적은 선량으로도 동일한 생물학적 효과를 낼 수 있다. 중입자의 생물학적 효과는 일반 방사선에 비해 2~3.5배 높은 것으로 알려져 있다.

요약하자면, 중입자 치료는 물리적·생물학적 특성에서 기존의 방사선 치료와는 차별화된 혁신적인 암 치료 방법이다. 브래그 피크와 같은 물리적 특성을 통해 종양 부위에 정확하게 방사선을 집중시키고, 주변 정상 조직의 손상을 최소화할 수 있으며, 높은 선형 에너지 전달량을 통해 방사선 저항성 종양에 대해서도 뛰어난 효과를 발휘한다. 이러한 중입자 치료의 장점은 기존의 방사선 치료 방법보다 치료 효과를 높이고 부작용을 줄이며, 더 많은 환자에게 적합한 치료 옵션을 제공할 수 있게 한다.

폐암 치료에 중입자 치료의 임상 적용

폐암은 전 세계적으로 암 사망률이 가장 높은 질환 중 하나로, 치료법의 발전에도 불구하고 여전히 높은 사망률을 보인다. 현재 폐암의 표준치료법으로는 수술, 항암화학 요법, 면역치료, 표적치료 및 방사선 치료가 있으며, 환자의 질병 상태에 따라 적절한 치료법이 선택된다.

중입자 치료는 초기 비소세포폐암에 활발히 시행되어 왔으며, 최근에는 진행성 폐암에서도 적응증이 확장되고 있다. 반면, 소세포폐암의 경우 X선 기반 방사선 치료에 대한 반응이 우수하여 중입자 치료가 일반적으로 적용되지 않는다.

• 초기 비소세포폐암의 중입자 치료

비소세포폐암의 초기 치료는 일반적으로 수술이지만, 고령 환자나 기저질환으로 인해 수술이 어려운 경우 방사선 치료가 중요한 대안이 된다. 기존의 체부정위 방사선 치료(Stereotactic Body Radio Therapy, SBRT)가 주요 치료 방법이지만, 정상 폐 조직과 심혈관계에 손상을 초래할 수 있다. 반면, 중입자 치료는 더욱 개선된 선량 분포를 제공하여 주변 정상 장기에 대한 방사선 노출을 줄일 수 있다.

1기 비소세포폐암에 대한 중입자 치료 방식은 시대에 따라 점차 변화해 왔으며 치료 횟수는 18회에서 1회까지 줄어들었다.

1994년부터 1998년까지 일본 NIRS에서 1기 비소세포폐암 환자를 대상으로 1/2상 임상 연구(9303 프로토콜)를 수행했으며, 1997년부터

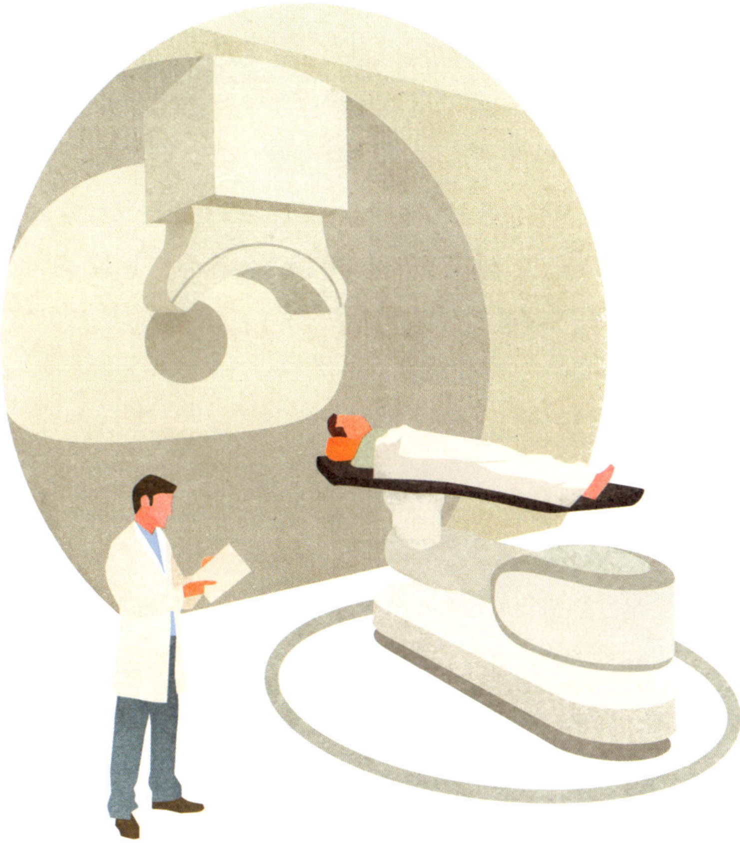

1999년까지는 9701 프로토콜 연구를 진행했다. 9303 프로토콜에서는 59.4GyE(회당 3.3GyE로 18회 치료)의 초기 선량을 사용했고, 9701 프로토콜에서는 68.4~79.2GyE로 선량을 증가시켰다(참고문헌 1). 이후 치료 횟수를 9회로 줄이고 총 선량을 72GyE로 진행한 전향적 연구에서는 국소 제어율 94.7% 및 5년 전체 생존율 50%의 성적을 보였다.

대부분의 대상 환자는 수술이 불가능한 환자로 전신 수행 상태가 불량하고 기저질환이 있고 폐기능이 좋지 못한 경우라 전체 생존율은 높지 않았다. 하지만 5년 암 특이적 생존율은 약 90%로 높은 수치를 보였다(참고문헌 2).

이후 치료 횟수를 4회로 더 줄여서 2상 연구가 진행되었고, 여기서 총 선량은 1A기에선 52.8GyE, 1B기에선 60.0GyE였다(참고문헌 3). 해당 연구에서 역시 78.5%의 환자가 수술을 받을 수 없는 전신 상태인 환자였다. 국소 제어율은 90%(T1: 98%, T2: 80%)였고 5년 전체 생존율은 45%였다. 절반 이상의 사망은 질병과는 무관한 사망이었다. 단일분할(Single-fraction) 치료 연구에서는 28GyE부터 50GyE까지 선량을 증가시켜 안전성을 확인했고, 48~50GyE를 시행받은 경우 5년 국소 제어율 95.0%, 전체 생존율 69.2%%가 보고되었다(참고문헌 4). 이는 저선량 그룹(36GyE 이하)보다 치료 효과가 우수했으며, 3등급 이상의 방사선 유발 부작용은 관찰되지 않았다.

최근 일본 방사선 치료 연구 그룹(JCROS)에서는 다기관 후향적 연구를 통해 수술이 불가했던 1기 비소세포폐암 환자 95명의 치료 성적을 보고했다(참고문헌 5). 대부분의 환자가 60GyE를 4회에 걸쳐 치료받았고, 3년 국소 제어율 87.3% 및 전체 생존율 59.3%가 보고되었다.

위의 연구들은 대부분 폐의 바깥쪽(Periphery)에 위치한 종양에 대한 연구이다. 하지만 초기 비소세포폐암이라도 중심부(Central)에 위치한 경우 종격동 구조물들 및 기관지에 대한 손상 가능성으로 치료가 까다롭다. 이런 경우에는 안전성의 이유로 1~4회의 치료로 짧게 마치기는 어렵고, 9~12회로 분할 조사하는 것이 원칙이다. 현재 연세의료원 중입자치료센터에서는 주로 바깥쪽에 위치한 초기 비소세포성 폐암부터 치료를 시작하여 4회 분할 치료로 총 선량 60GyE를 조사하고 있다.

국소진행성 비소세포폐암의 중입자 치료

절제가 불가능한 국소진행성 비소세포폐암의 치료 원칙은 동시 항암화학방사선 치료 이후 PD-L1 발현에 따른 면역항암제 유지 요법이다. 이러한 환자 중 항암 치료를 시행할 수 없는 전신 수행 능력을 지닌 경우에서 중입자 치료 단독의 효과를 본 임상 연구가 수행된 적이 있다(참고문헌 6). 16회의 분할 조사를 통해 총 선량 68~76GyE를 조사했다. 대부분 N0 또는 N1이었고 일부에서 단일 구역(Single Station) N2였다. 2년 국소 제어율은 93.1%였으나 전체 생존율은 51.9%로 보고되었다. T3-4N0 환자군에서는 2년 국소 제어율 100%, 전체 생존율 70%로 더 좋은 성적을 보였다. 3등급 이상의 부작용은 보고되지 않았고 2등급의 부작용이 2%에서 보고되었다. 80세 이상 환자를 대상으로 한 후향적 연구에서도 중입자 치료 단독으로 치료를 시행했을 때 2년 국소 제어율 83.5% 및 전체 생존율 68.0%가 보고되었다(참고문헌 7). 2등급 이상의 독성은 10%에서 보고되었다. 현재는 항암 치료와 중입자 치료 병행 요법에 대한 전향적 임상 연구가 일본 및 중국에서 진행 중이다.

중입자 치료의 방사선폐렴 감소 효과

중입자 치료는 [그림 9-2]에서 보이는 선량 분포의 장점을 토대로 볼 때 기존 SBRT에 비해 방사선폐렴(Radiation Pneumonitis)과 같은 부작용 발생률이 낮다. 1기 비소세포폐암에서 SBRT 이후 2등급 이상 방사선폐렴 발생 빈도는 연구마다 다르지만 10~30%로 보고된다(참고문헌 8~13). 이에 반해 중입자 치료 이후 방사선폐렴 빈도는 대부분 5% 미만으로 보고되고 있다(참고문헌 2~5). 이러한 중입자 치료의 이득은 특히 간질성 폐질환이 있는 경우에는 더 극대화된다. 간질성 폐질환이 동반된 환자에게 SBRT를 시행했을 때 2등급 이상의 폐렴이 발생할 확률은 20~50%로 보고되고 있다(참고문헌 5, 14~16). 하지만 간질성 폐렴이 있는 경우에도 중입자 치료를 받은 환자에게서는 그 빈도가 3~7%로 보고되고 있다(참고문헌 17, 18). 따라서 이러한 기저질환으로 수술도 시행받기 어렵고 기존 SBRT로도 부작용 발생 확률이 높은 환자에게 중입자 치료는 특히나 좋은 대안이 될 수 있다.

폐암 중입자 치료의 과정

• 치료 전 준비 과정

중입자 치료를 시작하기 전에, 환자는 방사선종양학과 의사의 진찰을 통해 치료 가능 여부를 평가받게 된다. 이 과정에서 환자의 전신 상태, 종양의 위치와 크기, 그리고 치료의 필요성 등을 종합적으로 고려하여 중입자 치료 여부가 결정된다.

폐는 호흡에 따라 움직이는 장기이기 때문에, 중입자 치료 과정 중 종양의 움직임을 정확하게 추적하기 위해 표지자(Fiducial Marker)를 삽입하기도 한다. 표지자 삽입술은 기관지내시경을 통해 이루어진다. 이후 치료 계획을 위해 컴퓨터 단층촬영 모의 조준(CT Simulation)이 필요하며, 이는 실제 치료 시와 동일한 조건에서 CT 촬영을 통해 종양의 정확한 위치와 크기를 파악한다. 또한 환자는 중입자 치료 전 호흡 훈련을 받게 되는데, 이는 환자가 일정한 호흡 패턴을 유지할 수 있도록 돕는다. 이를 통해 치료의 안전성과 정확성이 높아진다.

• 치료 계획 수립

모의 조준 결과를 바탕으로 방사선종양학과 전문의, 의학물리학자, 방사선사 등이 협력하여 치료 계획을 수립한다. 이 과정에서 종양 부위에 적합한 방사선 선량, 치료 횟수, 치료 기간 등이 결정되며, 중입자 빔 조사 방식과 시간 등이 결정된다. 특히, 폐의 움직임을 고려하여 호흡 동조(Gating) 기술이 사용될 수 있다(그림 9-3). 환자의 호흡은 실시간으로 모니터링되며 특정 호흡 단계에서만 치료가 이루어져 정확한 치료가 이루어지게 된다. 최종 치료 계획 수립에는 1~2주가량 소요될 수 있다.

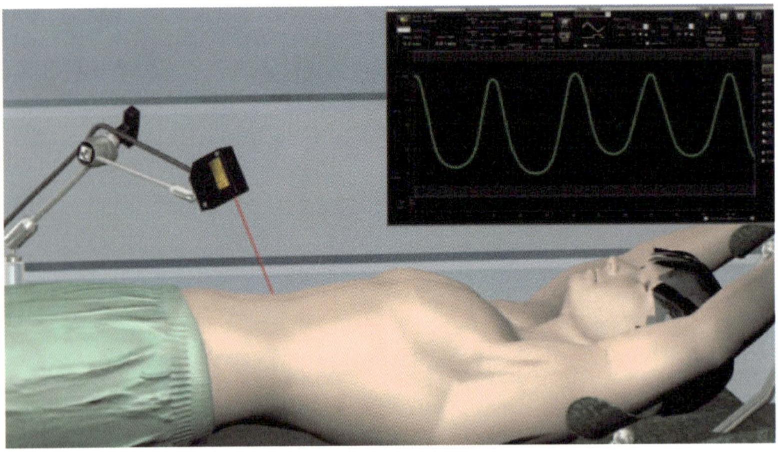

[그림 9-3] 폐암 중입자 치료 계획을 위한 호흡 조절 방법 예시

• 중입자 치료 당일

중입자 치료는 외래에서 통원 치료로 진행되며, 환자는 매일 일정한 시간에 병원을 방문하여 치료를 받게 된다. 매 치료 시 30분에서 1시간 정도 소요되며, 대부분 매일 치료받게 된다. 치료 중에는 환자가 움직이지 않도록 고정장치를 설치하게 되며, 호흡이 일정하게 유지되는지 실시간 모니터링을 통해 관리한다. 치료 중 환자는 조종실의 모니터를 통해 지속적으로 관찰되며, 필요시 의료진과 마이크와

스피커를 통해 대화할 수 있다. 만약 치료 중 불편함이 발생하거나 몸을 움직여야 하는 경우, 응급 버튼을 누르면 즉시 치료가 중단되고 의료진이 투입될 수 있다. 대부분 치료 당일에도 기존과 똑같이 일상생활이 가능하다.

• 치료 후 관리

중입자 치료가 완료된 후에도 정기적인 경과 관찰이 필요하다. 치료 중에는 주 1회 주치의와 면담을 통해 치료 경과를 점검하며, 필요한 경우 혈액 검사나 추가적인 검사를 통해 환자의 상태를 지속적으로 평가한다. 치료 후에는 3~6개월마다 CT 촬영을 통해 부작용 발생 및 재발 확인을 위한 추적관찰을 시행한다. 빈도는 낮으나 치료 후 불편한 증상이 발생했을 경우 주치의와 상의하여 적절한 조치를 받아야 한다. 부작용으로 만성피로감이 흔하게 나타나며, 그 외 피부염증, 폐렴, 치료 부위 통증 등이 드물게 발생할 수 있다.

폐암 중입자 치료의 전망

중입자 치료는 기존 X선 기반 방사선 치료보다 우수한 선량 분포를 제공하며, 종양 부위에 높은 방사선 에너지를 집중시키면서도 주변 정상 조직에 대한 손상을 최소화할 수 있는 물리적 장점을 지닌다. 생물학적으로도 높은 LET(선형 에너지 전달량)와 RBE(생물학적 효과량)를 통해 방

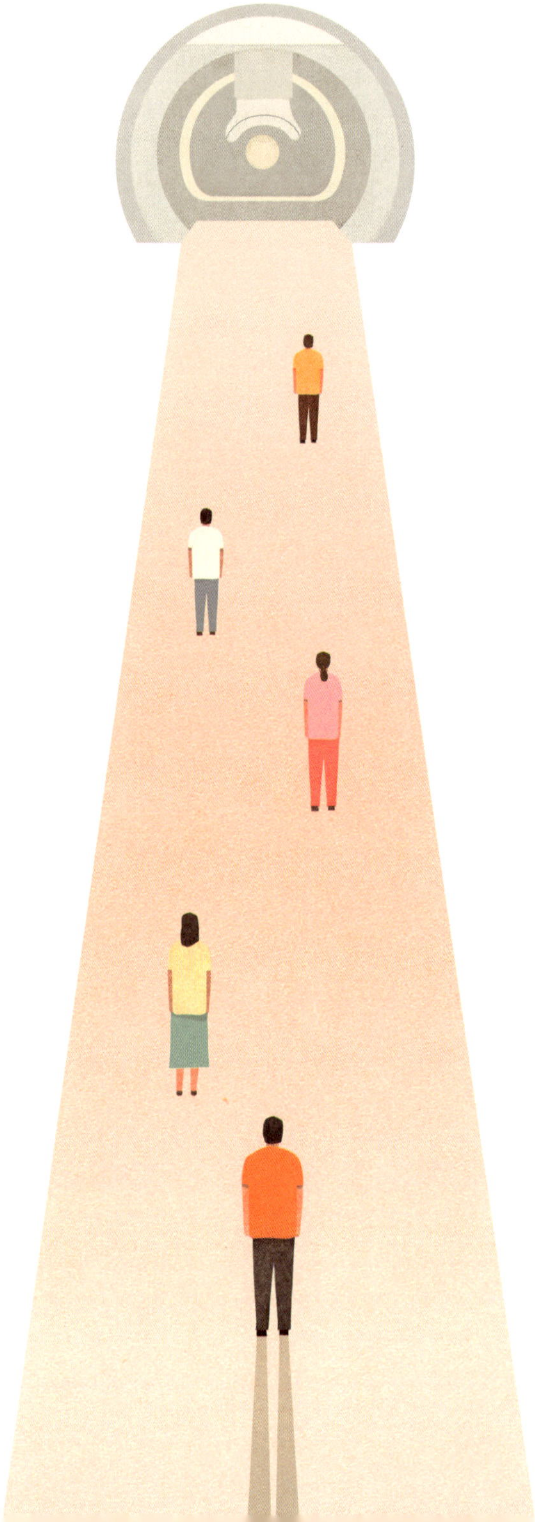

사선 감수성이 낮은 저산소 환경에서도 효과적인 암세포 살상 효과를 보인다. 높은 국소 제어율과 낮은 방사선폐렴 발생률로 인해, 고령 환자 및 기저질환이 있는 환자에게 중입자 치료는 매우 효과적인 치료법이 될 수 있다.

그런데 중입자 치료는 몇 가지 한계점도 존재한다. 치료 장비의 구축 비용이 매우 높아 전 세계적으로 제한된 센터에서만 시행되고 있다. 그러다 보니 대규모 3상 연구가 진행되기 어렵고 아직은 근거를 쌓기 위한 추가 연구가 필요하다. 또한 추가적으로 중입자 치료로 유도되는 다양한 종양 미세 환경 변화에 대한 연구 및 이를 기반으로 한 다양한 병용 요법의 개발도 필요하다.

현재 국내에서는 서울대병원, 아산병원 등에서 중입자 치료 도입을 준비 중이다. 미국에서도 최초로 메이요 클리닉(Mayo Clinic)에서 설치가 진행 중이며, 전 세계적으로 그 저변이 확대되고 있다. 국내 및 국제적으로 다양한 형태의 협업을 통해 더 많은 근거가 축적되고 접근성이 향상되어 중입자 치료가 폐암 치료의 중요한 축으로 자리 잡기를 기대한다.

참고문헌

1. Miyamoto T, Yamamoto N, Nishimura H et al. Carbon ion radiotherapy for stage I non-small cell lung cancer. *Radiotherapy and Oncology*. 2003; 66: 127-40.
2. Miyamoto T, Baba M, Yamamoto N et al. Curative treatment of Stage I non-small-cell lung cancer with carbon ion beams using a hypofractionated regimen. *International Journal of Radiation Oncology Biology Physics*. 2007; 67: 750-8.
3. Miyamoto T, Baba M, Sugane T et al. Carbon ion radiotherapy for stage I non-small cell lung cancer using a regimen of four fractions during 1 week. *Journal of Thoracic Oncology*. 2007; 2: 916-26.
4. Yamamoto N, Miyamoto T, Nakajima M et al. A Dose escalation clinical trial of single-fraction carbon ion radiotherapy for peripheral stage I non-small cell lung cancer. *Journal of Thoracic Oncology*. 2017; 12: 673-80.
5. Kubo N, Suefuji H, Nakajima M et al. Clinical results of carbon ion radiotherapy for inoperable stage I non-small cell lung cancer: a Japanese national registry study (J-CROS-LUNG). *Radiotherapy and Oncology*. 2023; 183: 109640.
6. Takahashi W, Nakajima M, Yamamoto N et al. A prospective nonrandomized phase I/ II study of carbon ion radiotherapy in a favorable subset of locally advanced non-small cell lung cancer (NSCLC). *Cancer*. 2015; 121: 1321-7.
7. Hayashi K, Yamamoto N, Nakajima M et al. Carbon-ion radiotherapy for octogenarians with locally advanced non-small-cell lung cancer. *Japanese Journal of Radiology*. 2021; 39: 703-9.
8. Ong CL, Palma D, Verbakel WF et al. Treatment of large stage I-II lung tumors using stereotactic body radiotherapy (SBRT): planning considerations and early toxicity. *Radiotherapy and Oncology*. 2010; 97: 431-6.
9. Matsuo Y, Shibuya K, Nakamura M et al. Dose-volume metrics associated with radiation pneumonitis after stereotactic body radiation therapy for lung cancer. *International Journal of Radiation Oncology Biology Physics*. 2012; 83: e545-9.
10. Guckenberger M, Baier K, Polat B et al. Dose-response relationship for radiation-induced pneumonitis after pulmonary stereotactic body radiotherapy. *Radiotherapy and Oncology*. 2010; 97: 65-70.
11. Timmerman R, Paulus R, Galvin J et al. Stereotactic body radiation therapy for inoperable early stage lung cancer. *Journal of the American Medical Association*. 2010; 303: 1070-6.

12. Baumann P, Nyman J, Hoyer M et al. Outcome in a prospective phase II trial of medically inoperable stage I non-small-cell lung cancer patients treated with stereotactic body radiotherapy. *Journal of Clinical Oncology*. 2009; 27: 3290-6.

13. Baker R, Han G, Sarangkasiri S et al. Clinical and dosimetric predictors of radiation pneumonitis in a large series of patients treated with stereotactic body radiation therapy to the lung. *International Journal of Radiation Oncology Biology Physics*. 2013; 85: 190-5.

14. Bahig H, Filion E, Vu T et al. Severe radiation pneumonitis after lung stereotactic ablative radiation therapy in patients with interstitial lung disease. *Practical Radiation Oncology*. 2016; 6: 367-74.

15. Glick D, Lyen S, Kandel S et al. Impact of pretreatment interstitial lung disease on radiation pneumonitis and survival in patients treated with lung stereotactic body radiation therapy (SBRT). *Clinical Lung Cancer*. 2018; 19: e219-e26.

16. Tsurugai Y, Takeda A, Sanuki N et al. Stereotactic body radiotherapy for lung cancer patients with idiopathic interstitial pneumonias. *Radiotherapy and Oncology*. 2017; 125: 310-6.

17. Okano N, Kubo N, Yamaguchi K et al. Efficacy and safety of carbon-ion radiotherapy for stage I non-small cell lung cancer with coexisting interstitial lung disease. *Cancers* (Basel). 2021; 13.

18. Okano N, Suefuji H, Nakajima M et al. Clinical results of carbon-ion radiotherapy for stage I non-small cell lung cancer with concomitant interstitial lung disease: a Japanese national registry study (J-CROS-LUNG). *Journal of radiation research*. 2023; 64: i2-i7.

10

폐암 환자에 대한 신약 임상시험

조병철 연세암병원 폐암센터 교수(종양내과)

홍민희 연세암병원 폐암센터 교수(종양내과)

신약 임상시험은 폐암 치료의 미래를 여는 열쇠이다. 신약 임상시험은 기존 표준치료 외에 새로운 치료법이나 신약을 시험하는 과정으로, 환자는 최신 약물을 가장 먼저 접할 기회를 얻고, 의학계는 이를 통해 치료 성적을 향상시킬 증거를 확보할 수 있다. 특히 폐암은 지난 10여 년간 표적치료제와 면역항암제가 눈부신 발전을 이루었는데, 이러한 혁신의 밑바탕에는 수많은 환자의 임상시험 참여가 있었다.

신약 임상시험은 단순히 '실험'이 아니라 엄격한 윤리적·과학적 관리 아래 진행되는 치료 과정이다. 임상시험 참여 환자는 치료를 받으며 동시에 미래 환자를 위한 지식 창출에 기여하게 된다.

폐암 치료의 미래를 여는 열쇠, 임상시험

폐암 환자에게 임상시험이 중요한 이유는 지금까지 많은 표준치료가 개발되었음에도 표준치료로 치료 효과를 보기 어려운 경우에 새로운 대안을 제시할 수 있기 때문이다. 예를 들어, 특정 희귀 돌연변이를 가진 경우나 여러 차례의 항암 치료 후 병이 진행될 경우에 사용할 수 있는 기존 표준치료 약물이 더는 없는 상황이 생길 수 있다. 이때 해당 환자군을 위한 신약 임상시험이 진행 중이라면, 환자는 새로운 희망의 끈을 잡을 수 있다.

아직 검증되지 않았다는 사실 때문에 임상시험 참여가 고민되겠지만, 선정 대상자 기준에 부합한다면 앞으로 생길지도 모를 부작용은 의료진의 면밀한 관찰과 관리를 받게 될 것이니 망설이지 말고 적극적으로 참여해 보기를 권유한다. 무엇보다 이러한 임상시험을 통해 폐암 완치에 한 걸음 더 다가설 수 있는 혁신적인 치료(예: 차세대 표적항암제, 세포치료, 백신 등)가 계속해서 탄생하고 있으므로, 임상시험은 현재와 미래의 환자 모두에게 도움이 되는 필수적인 과정이라 할 수 있다.

임상시험의 단계와 설계

신약이 개발되면 우선 1상 임상시험으로 안전성과 용량을 평가하고, 이어서 2상 시험에서 효과와 부작용을 더 자세히 관찰한다. 이후 3상

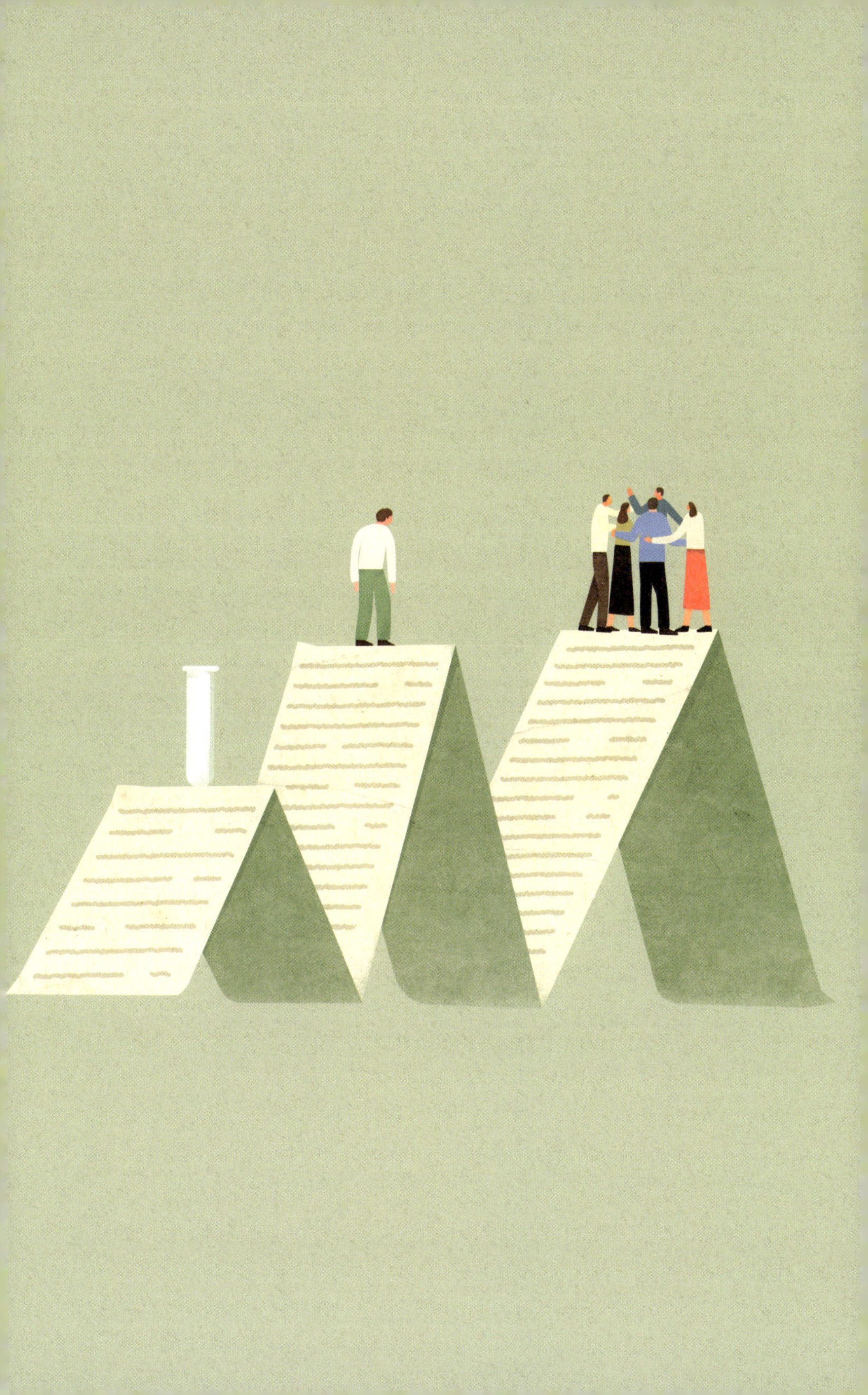

시험에서 현재의 표준치료와 신약을 비교하여 실제 생존율 향상과 치료 효과 개선을 입증하게 된다. 이러한 단계별 과정을 모두 통과해야만 신약은 정식 허가를 받아 일반 환자에게 제공된다.

폐암 분야에서는 새로운 분자 표적이나 면역치료 기전을 탐색하는 수많은 신약 후보들이 매년 임상시험에 진입하고 있다. 예를 들어, KRAS G12C 돌연변이는 오랜 기간 불응의 표적으로 여겨졌으나, 소토라십(Sotorasib)이 1상과 2상 임상시험을 거쳐 객관적 반응률 37% 및 질병통제율 80% 이상의 결과를 보이며 승인되었고, 이제 해당 돌연변이를 가진 환자의 표준치료로 자리 잡았다. 이처럼 임상시험은 새로운 유망 치료법의 탄생 경로이며, 참여 환자는 그 성과를 가장 먼저 누리는 주인공이 된다.

폐암 신약의 종류

현재 임상시험 중인 폐암 신약은 크게 네 가지 범주로 나눌 수 있다.

• 표적치료제

EGFR, ALK처럼 이미 알려진 표적의 내성 돌연변이를 겨냥한 신약(예: 4세대 EGFR 억제제), 그리고 KRAS, MET 등 새로운 유전자 변이를 공략하는 약물이 있다.

• 면역항암제

기존 면역관문 억제제(PD-1/PD-L1)에 반응하지 않는 환자를 위해 새로운 면역조절 경로(TIGIT, LAG3 등)를 차단하는 항체치료제, 그리고 환자 자신의 면역세포를 이용한 CAR-T 세포치료 등이 연구되고 있다.

• 항체-약물 접합체(ADC)

암세포 표면 항원에 결합하는 항체에 강력한 항암 약물을 붙여 전달함으로써 표적화된 화학 요법을 실현하는 신개념 치료가 일부 폐암에서 시험 중이다.

• 항암 백신 및 기타 치료

종양의 특이항원을 이용한 mRNA 백신, 종양 미세 환경을 개선하는 약제 등이 임상 연구로 평가되고 있다.

이러한 신약들은 임상시험 프로토콜에 따라 단독 요법 또는 기존 항암제(세포독성항암제, 면역항암제 등)와의 병용으로 시험되며, 기존 치료 대비 향상된 반응률, 생존 기간 개선 및 독성 정도 등을 충족하는지 엄밀히 판단하게 된다.

환자의 예후, 안전성과 윤리

임상시험 신약의 효과는 입증 중인 단계이므로 모든 참여자에게 치료 효과가 보장되는 것은 아니다. 임상시험의 특성상 일부 환자는 신약의 대조군에 배정되어 기존 표준치료를 받게 되는 경우도 있다. 그럼에도 임상시험을 통해 기존 치료로는 꿈꾸기조차 어려웠을 정도로 호전을 보이는 사례도 적지 않다. 예를 들어 표준치료에 반응하지 않던 환자가 신약 임상시험 약물로 종양이 절반 이상 줄어들거나 몇 년 이상 생존이 연장되는 경우도 있다. 이러한 신약 치료 효과가 생명선을 연장하는 다리 역할을 하여, 그사이에 다른 치료 기회가 새로 생기는 선순환이 일어나기도 한다. 그리고 대조군 환자 역시 임상시험 설계에 따라 질환 진행 시 신약으로 교차 투약이 가능하게끔 하는 배려가 이루어지는 경우가 많다. 결국 임상시험 참여는 환자 개인의 예후에 잠재적인 이득을 줄 뿐 아니라, 누적된 결과가 향후 폐암 환자 전체의 예후를 향상시키는 토대가 된다는 점에서 의미가 크다.

한편, '혹시 실험 대상으로 이용되는 건 아닌가' 하고 걱정하는 환자가 많은 게 사실이지만, 현대 임상시험은 환자 안전을 최우선으로 하는 엄격한 윤리 기준 아래 수행된다. 임상시험심사위원회(IRB)의 승인과 지속적인 모니터링, 예상치 못한 부작용 발생 시 즉각적인 대처 및 시험 중단까지 이뤄질 수 있는 안전장치가 갖춰져 있다. 또한 참여 전 자발적 동의서를 통해 시험의 목적, 방법, 잠재적 이익과 위험에 대해 충분히 설명을 듣고 동의해야만 진행이 된다. 환자는 원하면 언제든 시험 참여를 철회할 권리가 있으며, 철회 후에도 통상 표준치료를 이어받을 수 있다.

임상시험은 환자의 자발적 참여와 철저한 안전관리로 운영되며, 환자의 권리와 존엄이 보호되니 과도한 두려움을 느낄 필요가 없다.

임상시험 참여를 위한 고려사항

• 임상시험 정보 탐색

폐암 환자는 담당 의료진에게 임상시험 가능 여부를 적극적으로 문의하는 것이 좋다. 병원의 임상시험 담당 부서, 국가 임상시험 정보 사이트를 통해 현재 모집 중인 폐암 임상시험을 찾아볼 수 있다. 자신의 암 유형(예: EGFR 돌연변이 폐암, 소세포폐암 등)과 병기에 맞는 연구가 있는지 살펴보고, 조건에 맞으면 참여 의사를 밝히면 된다.

• 참여 전 고려사항

임상시험마다 참가 기준이 엄격히 정해져 있다. 나이, 이전 치료 이력, 특정 유전자 돌연변이 보유 여부, 장기 기능 상태 등이 충족되어야 하므로, 먼저 담당 의사가 환자의 임상 정보를 검토하여 적합성을 판단한다. 또한 무작위 배정이 있는 연구라면 신약을 못 받을 가능성도 있음을 이해해야 한다. 예상되는 이익과 위험에 대해 충분히 설명을 듣고 판단하는 것이 중요하다.

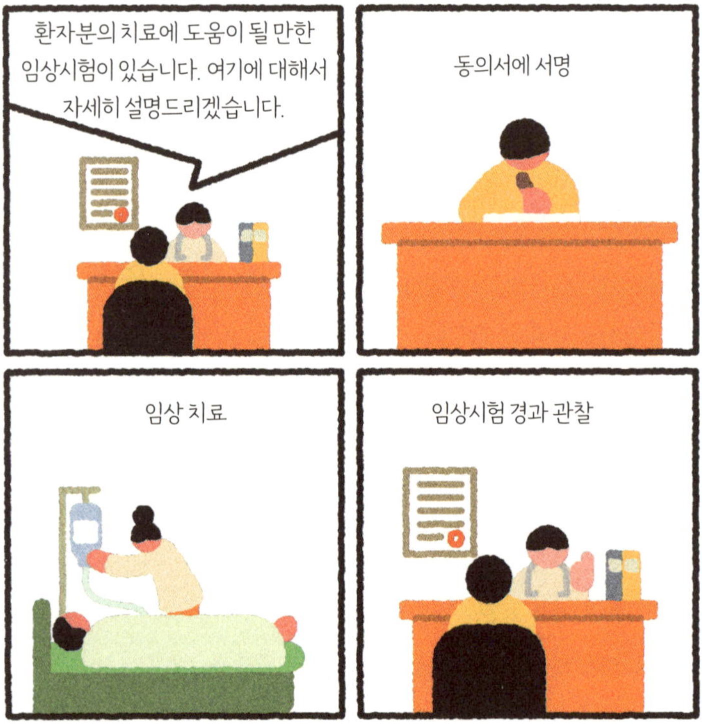
환자분의 치료에 도움이 될 만한 임상시험이 있습니다. 여기에 대해서 자세히 설명드리겠습니다.
동의서에 서명
임상 치료
임상시험 경과 관찰

• 임상시험 동의 및 권리

임상시험에 참여하려면 반드시 서면 동의 절차를 거친다. 이때 시험 목적, 일정, 투약 방법, 잠재적 부작용, 대조군 여부 등에 대해 상세히 설명을 듣게 되며, 궁금한 점은 모두 질문해야 한다. 동의서에 서명했다고 해서 언제든 자유롭게 철회할 수 있는 권리가 없어지는 것은 아니다. 치료 도중이라도 참여를 중단할 수 있는데, 그렇게 되면 의료진이 대안 치료에 대해 안내해 준다.

• 치료 중 모니터링

임상시험 중인 환자는 정해진 일정에 따라 추가 검사나 설문 등을 시행할 수 있다. 이는 약효와 안전성을 면밀히 관찰하기 위해서인데, 번거롭더라도 의료진 지시에 협조해야 안전한 치료에 도움이 된다. 예상치 못한 증상이나 부작용이 발생하면 즉시 연구팀에 알려야 하며, 임상시험 약물 때문인지 평가하게 된다. 대개 임상시험 참가자는 표준치료 환자보다 더 잦은 추적관찰을 받으므로, 생활 계획을 세울 때 이러한 병원 방문 계획을 미리 염두에 두어야 한다.

• 경제적 측면

많은 임상시험이 시험 약제와 관련 검사 비용을 무료로 하거나 지원해 준다. 다만 일부 간접비용(교통비, 숙박 등)이 들 수 있고, 특정 시험에는 환자 본인 부담 진료가 포함될 수 있으니 사전에 비용 문제를 확인하여 경제적 부담을 파악해야 한다. 국책 과제로 진행되는 임상시험은 소정의 교통비가 지원되기도 하니 문의해 보자.

• 임상시험의 한계

신약이 항상 기대만큼 효과적이지 않을 수 있음을 염두에 두어야 한다. 임상시험은 결국 연구이므로, 때로는 중간에 결과가 좋지 않아 조기 종료되기도 한다. 물론 이는 환자 안전을 지키려는 조치이며, 설령 효과를 못 보더라도 표준치료를 놓치지 않게끔 설계되는 경우가 많다. 따라서 지나친 낙관도 금물이지만, 반대로 막연한 두려움에 포기해서도 안 된다. 무엇보다 현실적인 기대치를 갖고 참여하는 것이 중요하다.

연세암병원의 신약 임상 프로그램

신약 임상시험은 폐암 치료 진보의 필수 단계로, 새로운 치료법의 안전성과 효과를 평가하는 엄격한 연구이다. 환자는 이를 통해 최신 신약을 가장 먼저 사용해 볼 기회를 얻고, 의학 발전에도 이바지하게 된다.

임상시험에 참여함으로써 새로운 희망을 얻을 수 있다. 표준치료 효과가 부족한 경우 신약이 병의 진행을 억제하거나 종양을 축소시킬 수 있으며, 치료 기간에는 세심한 의료 관리를 받게 된다. 성공적인 신약은 향후 그 환자뿐 아니라 전체 폐암 환자의 예후 향상으로 이어진다.

임상시험은 엄격한 윤리 기준과 감독 아래 시행되어 환자의 안전을 최우선으로 한다. 참여 전 상세한 설명과 동의 절차가 이루어지며, 환자는 언제든 참여를 철회할 권리가 있다. 전문 의료진이 부작용을 면밀히 관리하므로 막연한 불안보다는 전문가와 상의하여 결정하는 것이 좋다.

임상시험은 환자와 의료진 간 신뢰와 소통이 중요하다. 주치의와 상의하여 참여 여부를 결정하고, 참여 시에도 궁금한 점이나 불편함을 적극적으로 알리는 것이 바람직하다. 임상시험은 일부 환자에게만 해당하는 특별한 과정이 아니라, 많은 폐암 환자가 고려할 수 있는 옵션으로 자리 잡고 있으므로 열린 마음으로 검토해 보기를 권장한다.

연세암병원 폐암센터는 전국적으로 가장 다양한 임상 프로그램을 제공하는 기관 중 한 곳이다. 이미 국내에서 개발되어 최초로 FDA 승인을 받은 3세대 EGFR 억제제인 레이저티닙 개발에 핵심적인 역할을 한 기관이기도 하다. 체계화된 임상시험 관리 시스템으로 다국적 제약회사 및 국내외 유수 병원들과의 협업을 통해 이루어지는 임상시험뿐만 아니라 연세암병원 폐암센터에서 자체적으로 주도하는 임상시험 등 수많은 임상 프로그램을 운영하여 환자들에게 더 나은 치료 기회를 제공할 수 있도록 최선을 다하고 있다.

참고문헌

- Lung Cancer Research Foundation 환자 안내서: "Why are clinical trials important for lung cancer patients?"-임상시험의 환자 이익과 중요성 설명 [lungcancerresearchfoundation.org].
- Amgen사 발표 자료. Sotorasib demonstrated 37.1% ORR in KRAS G12C-mutant lung cancer(CodeBreaK 100 trial): 2021년-KRAS 표적 신약의 임상시험 성과(객관적 반응률 37%, 질병통제율 80.6%)[amgen.com].
- Goldman JW et al. Modern oncology clinical trial phases. *Journal of Clinical Oncology*. 임상시험 1상/2상/3상의 목표와 디자인 개요(일반적인 임상시험 단계별 설명).
- 국가임상시험지원재단(KONECT) 홈페이지-국내 진행 중인 폐암 임상시험 검색 및 참여 방법 안내 자료.
- Kim ES. Immunotherapy in lung cancer-clinical trials to practice. *New England Journal of Medicine*. 폐암 면역항암제의 임상시험 결과를 실제 진료에 적용한 예(면역치료 임상연구 성과).

11

진행된 폐암은 3총사(수술·항암·방사선) 치료로 극복

김혜련 연세암병원 폐암센터장

김은영 연세암병원 폐암센터 교수(호흡기내과)

박병조 연세암병원 폐암센터 교수(흉부외과)

박상준 연세암병원 폐암센터 교수(방사선종양학과)

조재호 연세암병원 폐암센터 교수(방사선종양학과)

진행된 폐암, 특히 국소 진행성 폐암(3기)이나 일부 전이성 폐암(4기)의 치료에서는 '다각도의 접근(Multimodal Therapy)'이 필수적이다. 흔히 폐암 치료의 '3총사'로 불리는 수술, 항암 치료(화학 요법 등), 방사선 치료는 각각 역할이 다르지만, 협력하면 더 큰 효과를 낼 수 있다.

진행 암일수록 암세포가 국소뿐 아니라 전신에 퍼져 있을 가능성이 크기에, 한 가지 방법만으로는 한계가 있다. 예컨대 수술로 눈에 보이는 종양을 제거하더라도 보이지 않는 미세 전이가 남아 있을 수 있고, 항암제만으로는 국소 종양을 완전히 없애기 어렵다. 따라서 여러 치료법을 적절히 병용함으로써, 암을 완전히 제거하거나 통제할 확률을 높이는 것이 진행성 폐암 치료의 핵심 전략이다[jto.org]. 실제로 3기 폐암 환자에게 '수술+항암화학 요법+방사선 치료'를 모두 동원한 경우

5년 생존율이 30~40%까지 보고되어, 단일 치료에 비해 월등히 향상된다[jto.org]. 이처럼 3총사 치료는 진행된 폐암 환자에게 장기 생존의 희망을 제공한다.

3총사 치료 전략의 중요성

진행성 폐암 치료에서는 다학제팀(다양한 전문의들)의 협력이 매우 중요하다. 흉부외과, 종양내과, 방사선종양학과 등이 한 팀이 되어 환자의 상태를 평가하고 최적의 치료 순서를 결정한다. 예를 들어 종양 크기가 크고 주위 조직에 일부 침윤된 3기 폐암의 경우, 선행 항암 치료나 방사선 치료로 종양 크기를 줄인 후 수술을 시도할 수 있다. 반대로 수술로 절제한 후 보조적으로 항암/방사선을 투여하기도 한다.

이렇듯 환자 개개인의 상황에 따라 치료법의 조합과 순서를 맞춤 설계하는 것이 치료 성패를 좌우한다. 3총사 치료 전략의 발전으로 과거엔 불치로 여겨졌던 진행 암 환자도 완치를 기대해 볼 수 있게 되었으며, 실제로 완치 사례가 쌓이며 치료 가이드라인도 변화하고 있다. 특히 3기 폐암 치료 성적이 과거에 비해 크게 개선되었는데, 이는 동시 항암-방사선 요법, 수술 전후 치료 등의 발전 덕분이다[tlcr.amegroups.org]. 따라서 환자와 의료진 모두 진행성 폐암이라 해도 포기하지 말고, 가능한 모든 치료 수단을 총동원하는 적극적 치료를 통해 병을 극복할 수 있음을 명심해야 한다.

• 진행된 폐암의 병리·치료 전략·예후

일반적으로 '진행된 폐암'이란 국소적으로 많이 진행된 3기 폐암(종양이 크거나 림프절로 광범위 전이된 경우)과 전이성 4기 폐암을 포함한다. 3기 폐암은 흉곽 내에 암이 남아 있지만 수술로 완전히 제거하기 어렵거나 림프절 전이가 넓은 상태를 말하며, 4기는 폐 밖 다른 장기로 전이가 된 경우이다. 3기 폐암은 치유를 목표로 적극적으로 치료하며, 4기는 완치가 어려운 경우가 많지만 생존 연장과 증상 완화를 위해 다학제 치료가 이루어진다.

3총사의 역할

• 수술적 치료

폐암 치료의 근간으로, 종양이 국한되어 있을 때 확실히 암을 제거하는 방법이다. 진행된 폐암에서는 수술만으로는 재발 위험이 높지만, 가능하면 종양과 전이 림프절을 최대한 제거함으로써 암세포 부담을 줄여 준다. 특히 3기에서도 종양이 충분히 축소되면 수술로 완전 절제(R0 절제)를 노릴 수 있으며, 이 경우 장기 생존 가능성이 크게 올라간다. 또한 수술로 얻은 조직을 통해 남은 암세포의 반응 정도(병리학적 치료 반응)를 평가하여 이후 치료 전략을 조정할 수 있다.

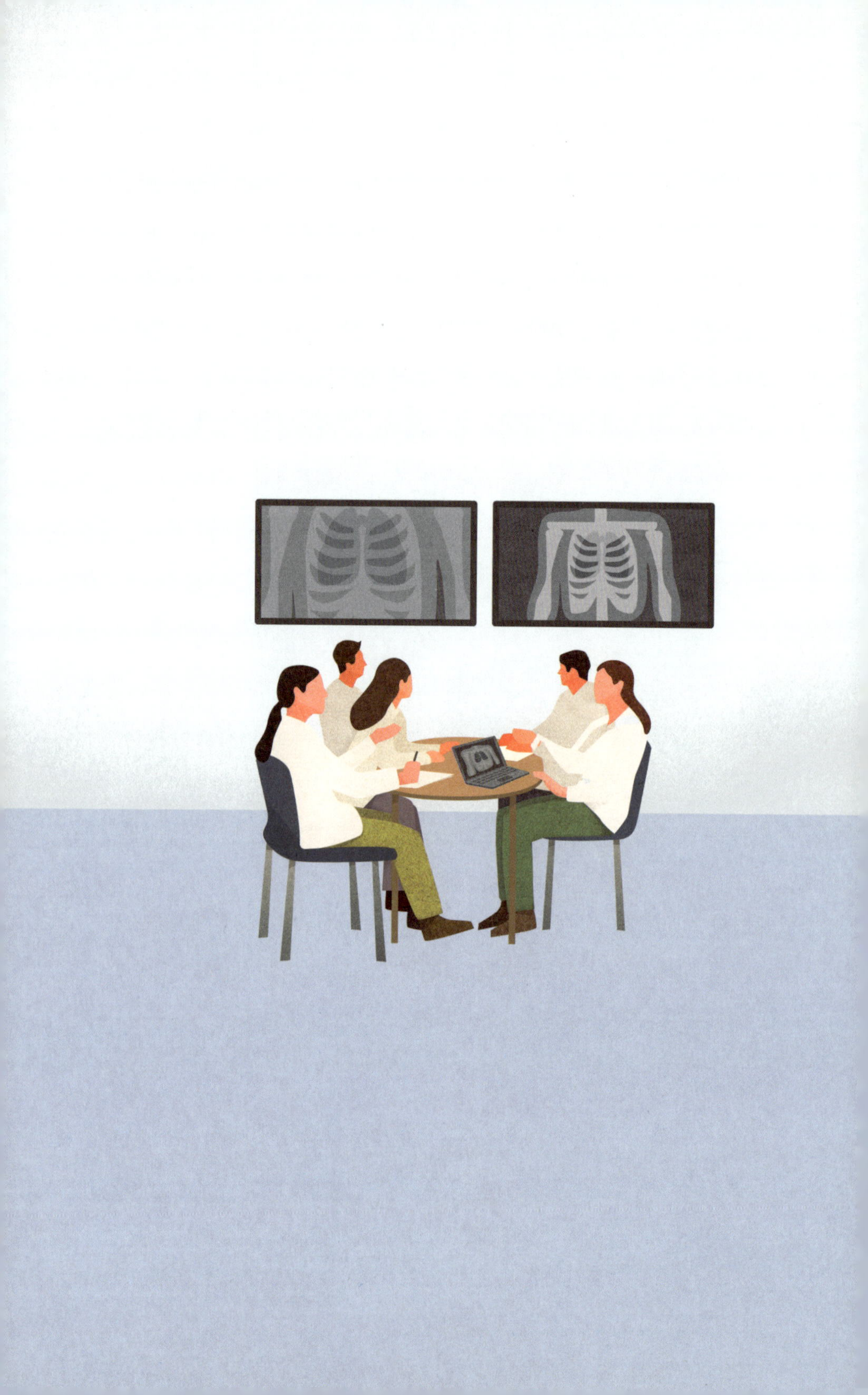

• 항암화학 요법(전신 치료)

약물을 혈류를 통해 전신에 전달하여 눈에 보이지 않는 암세포까지 제거하는 치료이다. 진행된 폐암에서 항암제는 수술 전 종양 축소(선행 화학 요법), 수술 후 남은 세포 제거(보조 화학 요법), 또는 방사선과 함께 동시 투여(동시 화학-방사선 요법) 등 다양한 방식으로 쓰인다. 항암제는 폐암의 병기와 조직형에 따라 여러 요법이 쓰이는데, 3기 비소세포폐암에서는 백금계 약물 기반의 병용 요법이 표준이며, 4기에서는 종양 특성에 따라 표적치료제나 면역치료제가 포함되기도 한다. 항암 치료는 전신에 퍼져 있을지 모를 미세 전이를 통제함으로써 재발을 줄이고 생존을 연장한다.

• 방사선 치료

고에너지 방사선을 국소 부위에 조사하여 암세포를 죽이는 치료이다. 3기 폐암에서 방사선은 수술이 어려운 경우 치료의 주축이 되며, 보통 항암제와 함께 동시 화학-방사선 요법으로 시행되어 국소 제어율을 높인다. 방사선은 종양이 있던 자리에 남았을 가능성이 있는 암세포를 제거하고, 특정 림프절 부위 재발을 방지한다. 4기 폐암에서도 증상 완화를 위해 뇌 전이나 뼈 전이 부위 등에 방사선을 활용하고, 드물게 올리고메타스타시스(Oligometastasis, 전이가 1~2곳 등 적은 경우)에서는 전이 부위까지 모두 치료해 장기 생존을 도모하기도 한다.

3종사 치료 전략의 조합

진행된 폐암에서는 이 세 가지를 어떤 순서와 조합으로 쓸지가 중요하다. 몇 가지 대표적 전략은 다음과 같다.

• 동시 항암-방사선 요법 후 수술

종양이 크거나 림프절 침범이 광범위한 3기 환자에게, 우선 항암제와 방사선 치료를 함께 시행하여 종양을 최대한 줄인다. 이렇게 하면 국소 종양과 림프절을 상당 부분 괴사시켜 수술로 제거하기 쉽게 만들고, 눈에 안 보이는 전신 미세 전이도 일부 억제할 수 있다. 이후 영상 검사에서 종양이 수술 가능 크기로 줄면 수술로 완전 절제를 시도한다. 이 접근법은 특히 상부 구역에 생긴 암이 주변 구조물에 약간 침윤한 판코스트(Pancoast) 종양 등에서 유효하여, 과거 수술 불가능하던 환자도 완치를 기대할 수 있게 되었다.

• 수술 후 보조 요법

수술로 암을 제거한 뒤에도 미세 잔존 암세포 때문에 재발 위험이 높다. 따라서 수술 후 수개월 내에 항암화학 요법을 4~6회 시행하여 전신에 남은 암세포를 제거한다. 일부 환자에게는 고위험인 경우 수술 부위나 림프절 절제 부위에 방사선 치료를 추가로 시행하기도 한다. 임상 연구들에서 이러한 보조 요법을 받으면 재발률이 유의하게 감소하고 생존율이 향상되어, 2~3기 폐암의 표준으로 확립되었다. 예컨대

'수술+보조 항암 치료'를 받은 3기 환자는 수술만 한 경우보다 5년 생존율이 약 10~15%p 높아지는 것으로 보고되었다.

• 동시 화학-방사선 치료(비수술 치료)

3기 중 수술이 불가능한 비소세포폐암이거나 수술을 못 견딜 전신 상태인 경우, 항암제와 방사선을 동시에 시행하여 근치적 치료를 시도한다. 이때 방사선량을 충분히 높이고 항암제의 방사선 증강 효과를 이용하여 국소 제어를 극대화한다. 과거에는 방사선만 단독으로 했을 때 5년 생존율이 5~10%에 불과했으나, 항암제 병용으로 5년 생존율이 15~25%까지 향상되었다[tlcr.amegroups.org]. 최근에는 여기에 면역항암제를 동원하여 결과를 더 향상시키기도 한다(동시 요법 후 면역치료 보조 요법으로 재발 억제: PACIFIC 임상 연구에서 5년 생존율 43% vs 33%로 개선[pubmed.ncbi.nlm.nih.gov]).

• 전이성 폐암의 다학제 접근

4기 폐암은 주로 '전신 치료(항암제, 표적치료, 면역치료)'가 중심이지만, 일부 환자에게는 국소 치료도 활용된다. 예를 들어 올리고전이성 폐암(전이가 1~3곳으로 제한된 경우)에서는 전신 치료로 전이를 억제하면서, 원발 폐암과 전이 부위를 수술 또는 정위 방사선 치료로 모두 제거하여 완치에 도전하기도 한다. 간이나 뇌 등에 국한된 1개 전이라면 해당 부위를 절제하거나 방사선 소작을 함으로써 암의 총 병소를 없애는 적극적인 접근을 할 수 있다. 이는 아직 선택적 환자에 한하지만, 일부 4기 환자도 5년 장기 생존을 달성하는 사례를 만들고 있다.

3총사 치료의 예후와 부작용

3총사 치료를 받은 진행성 폐암 환자의 예후는 꾸준히 향상되고 있다. 3기 비소세포폐암의 경우, "수술+항암±방사선 조합으로 5년 생존율 30~40%"까지 보고되고 있고[jto.org], 완치도 충분히 기대할 수 있다.

이는 단일 요법으로 치료했을 때보다 훨씬 높은 수치이다. 예를 들어 과거 방사선만 시행했던 3B 환자의 5년 생존율이 5~10%였던 데 비해[tlcr.amegroups.org], 현대적 3총사 접근으로 20~30% 이상까지 상승한 것이다. 특히 치료 반응이 좋은 환자군은 10년 이상 장기 생존도 드물지 않다[jto.org]. 4기 폐암도, 전신 치료의 발달로 예후가 개선되었고 여기에 국소 치료를 추가한 일부 환자는 수년 이상의 생존을 누리고 있다. 물론 환자 개인별 예후는 암의 생물학적 특성, 치료에 대한 반응도 등에 따라 달라지므로 일괄적으로 말하기는 어렵다. 중요한 것은 가능한 모든 치료를 동원하면 통계적 생존 확률을 극대화할 수 있다는 점이다. 또한 3총사 치료 후에도 정기 검진과 보조 치료(예: 면역치료 유지 등)가 이어질 수 있는데, 이러한 종합적 관리가 진행 암 환자의 생존곡선을 계속 개선시키고 있다.

다중 치료를 받으면 그만큼 부작용 위험도 누적된다. 수술 합병증(출혈, 폐렴 등), 항암제 부작용(구역, 탈모, 골수 억제 등), 방사선 부작용(식도염, 방사선폐렴 등)이 겹칠 수 있다. 의료진은 용량 조절, 지지 요법 등을 통해 이러한 부작용을 최대한 관리한다. 최근에는 치료 순서를 최적화하여 부작용을 줄이고 효과는 높이는 연구도 많이 진행되어 있다. 예를 들어 방사선 조사 범위를 정밀 조정해 폐 손상을 최소화하거나, 항암제 투여 시 적절한 간격을 두어 회복을 도모한다. 환자의 체력 유지와 영양 관리 역시 중요한데, 다학제 치료 중에는 전문적인 영양 지원과 재활 운동이 동반된다. 어려운 치료 과정을 견디고 나면 더 오래 살 가능성이 커지는 만큼, 의료진의 지침을 잘 따르며 부작용을 적극적으로 관리하는 것이 환자의 몫이라 할 수 있다.

환자 적용 사례

환자 C씨(60세, 남성)는 우상엽에 5㎝ 크기의 폐암과 기관지 주위 림프절 다발성 전이를 진단받았다. 3기 중에서도 IIIA 단계로 수술만으로는 완치 확률이 낮다는 평가였다.

종양내과, 흉부외과, 방사선종양학과가 함께 협의한 결과, 우선 3개월 동안 항암화학 요법 2주기를 시행해 보기로 결정했다. 항암제(백금계와 파클리탁셀 병용) 투여 후 종양 크기가 CT상 절반 가까이 줄어드는 좋은 반응을 보였고, 림프절도 크기가 감소했다. 이에 의료진은 C씨에게 수술을 권했고, 이어서 우상엽 폐엽절제술 및 종격동 림프절 곽청술을 시행했다. 수술 결과 눈에 보이는 암은 모두 제거되었으며, 병리검사에서 주요 종양이 90% 이상 괴사되어 있었고, 림프절 일부에 미세 잔존 암이 관찰되었다.

수술 후 회복을 거친 C씨는 예방적 차원에서 보조 방사선 치료를 받았다. 원발 종양 부위와 양측 기관지 주변 종격동 림프절 영역에 6주간 고식적 방사선을 조사하여 혹시 남아 있을지 모를 암세포를 제거하고자 한 것이다. 방사선 치료 도중 경미한 식도염 증상이 있었으나 식사를 조정하고 진통제로 조절하며 끝까지 마칠 수 있었다. 그 후 C씨는 추가 보조 항암 치료를 받지 않고 경과 관찰에 들어갔다. 1년간 3개월마다 추적검사를 시행했는데, 모두 재발 징후 없이 양호했다.

그런데 수술 후 2년째 되던 때, 추적 CT에서 반대쪽 폐에 작은 결절이 새로 발견되었다. 조직 검사 결과 폐암의 재발(전이)로 확인되었고, 국소 진행 암을 넘어 '전이성 병기(4기)'가 된 상황이었다. 의료진은 이번에는 전신 치료가 주가 되어야 한다고 판단하여, 표준 2차 항암화학요법(도세탁셀)을 투여했다. 동시에 결절 크기가 작고 고립된 전이라 판단되어 해당 병변에 정위적 방사선 치료(SBRT)를 시행, 고선량을 짧은 기간 내에 집중 조사하여 제거를 시도했다. 치료 결과 결절은 더 이상 영상에서 보이지 않게 되었고, 추가 전이도 발견되지 않았다. 이후 C씨는 유지 요법으로 면역항암제(더발루맙)를 1년간 투여하며 전신 관리에 힘썼다.

현재 C씨는 초기 진단 후 5년이 경과했으며, 더 이상의 재발 없이 완치에 가까운 상태를 유지하고 있다. 처음 진단 당시만 해도 완치를 장담하기 어려운 케이스였으나, '항암제-수술-방사선-면역치료'를 적절히 연계한 적극적 치료 덕분에 장기 생존을 이뤄 낸 사례이다. C씨는 힘든 치료 과정을 버텨 낸 보람을 느끼며, 같은 처지의 환자들에게 "처음에 진행된 폐암이라 해도 치료를 포기하지 말라"는 메시지를 전하고

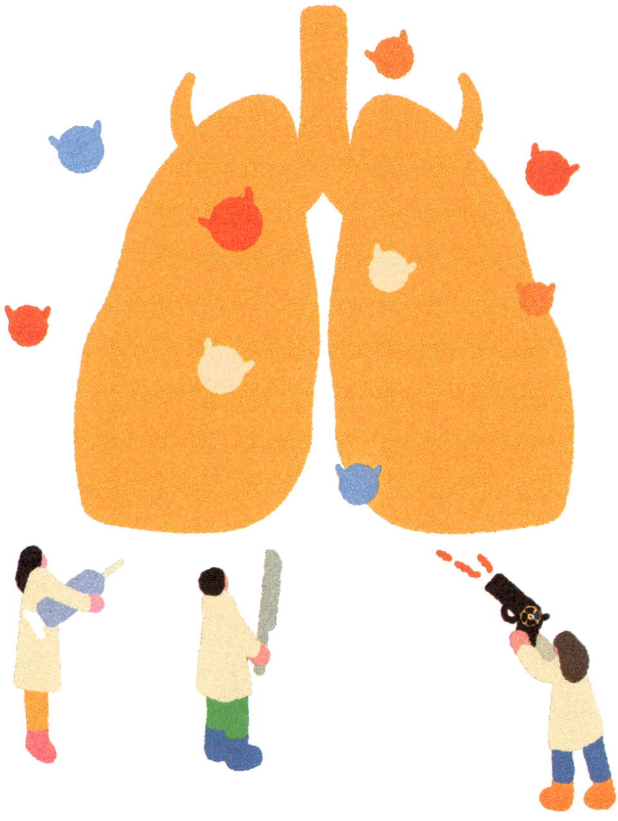

있다. 의료진 역시 C씨의 사례를 통해 다학제 치료의 힘을 다시 한번 확인했다.

환자 교육 및 주의사항

• 다학제 진료의 중요성

진행성 폐암으로 진단받으면 반드시 다양한 전문의가 참여하는 다학제 진료가 필요하다. 각 분야의 전문의들이 환자 상태를 함께 검토하여 최선의 치료 순서와 조합을 결정하므로, 치료받는 병원에 다학제팀이 구성되어 있는지 확인하고 이를 요청해야 한다.

• 치료 계획 이해하기

수술, 항암, 방사선 중 어떤 것이 주요 치료이고 어떤 것이 보조적 역할인지, 또 시행 순서는 왜 그런지 환자도 이해하는 것이 좋다. 예를 들어 "왜 내 경우는 수술을 먼저 안 하고 항암을 하나요?" 같은 궁금증이 있을 수 있는데, 이는 종양 크기와 위치, 전신 상태 등에 따라 최적 전략이 다르기 때문이다. 담당 의사에게 자신의 치료 계획에 대한 설명을 듣고 납득하면 치료 순응도가 높아진다.

• 적극적인 치료 자세

다중 치료는 육체적으로 힘들 수 있으나 치료 사이 휴식기 조절,

영양 보충, 심리적 지지 등을 통해 견뎌 내는 것이 중요하다. 치료 중 부작용 때문에 지치기도 하지만, 의료진과 상의하면 약물 감량이나 지연, 증상 치료 등 일시적 조정이 가능하므로 포기하지 말고 끝까지 완주하도록 노력해야 한다. 치료를 중간에 중단하면 효과가 반감될 수 있다.

• 부작용 대비 및 관리

수술 전후에는 호흡 재활 및 감염 예방, 항암 중에는 입안 관리, 오심 대처 등, 방사선 치료 중에는 피부 관리와 식이조절(방사선 식도염 예방) 등이 필요하다. 각 치료 시작 전에 의료진으로부터 예상 부작용과 대처법에 대한 교육을 받게 되는데, 이를 잘 익혀 두었다가 증상 발생 시 신속히 대응해야 한다. 처방된 예방적 약물(예: 항구토제, 진통제)은 미리 준비하여 증상이 나타나면 참지 말고 복용하는 것이 원칙이다.

• 치료 중 컨디션 유지

치료 기간에는 영양 상태를 유지하고 활동을 지속하는 것이 회복에 도움이 된다. 고단백 위주의 식사와 충분한 칼로리를 섭취하도록 노력하고, 입맛이 없더라도 영양 음료, 보충식 등을 활용해 몸 상태를 지켜야 한다. 또한 무리하지 않는 범위에서 가벼운 운동이나 호흡 운동을 꾸준히 하면 체력이 보존되어 치료를 견디는 힘이 향상된다. 하지만 민간요법이나 근거 없는 보조제 등은 주치의와 상의 없이 복용하지 말아야 한다(치료 효과를 방해할 수 있음).

• 치료 후 관리

적극적인 3총사 치료가 끝난 뒤에도 정기 검진을 통한 조기 재발 발견과 추가 보조 치료 여부 결정이 중요하다. 이미지 검사 주기를 지키고 증상이 없어도 계획된 방문은 꼭 해야 한다. 또한 완치 판정 후에도 금연, 환경 관리 등을 통해 새로운 2차 암 발생을 예방하는 노력이 필요하다. 진행성 폐암 치료를 받았던 사람은 폐기능이 저하되어 있을 수 있으므로 호흡 재활과 전문의의 추후 관리를 통해 남은 폐도 보호해야 한다.

진행 폐암 완치를 위한 전략

수술, 항암 치료, 방사선 치료의 3총사 치료를 적절히 조합하여 폐암을 치료하는 전략이 더욱 강조되고 있다. 진행된 폐암에서는 이들 중 두 가지 이상을 병행 또는 순차 적용하여 완치율을 높이는데, 각 치료법이 서로를 보완하여 국소 제어와 전신 제어를 동시에 달성하는 것이 목표이다.

3기 폐암의 경우 과거에는 예후가 나빴지만, '수술+항암+방사선' 적극 치료로 상당수 환자의 장기 생존이 가능해졌다[jto.org]. 일부 4기 환자도 전신 치료 중심에 국소 치료를 더하면 5년 이상 생존하는 사례가 보고되고 있다. 즉, 진행성 폐암도 포기하지 않고 적극 치료하면 극복 가능성이 있다.

환자별로 치료 순서와 방법은 맞춤 설계된다. 다학제팀이 환자 상태를 평가하여 최적의 조합을 결정하므로, 이에 따른 치료를 신뢰하고 임하는 것이 중요하다.

연구들에 따르면 3총사 치료를 받은 진행 폐암 환자의 생존율과 완치율이 유의하게 향상된다[jto.org]. 3기 환자의 5년 생존 확률이 단일 치료 대비 2~3배 높아졌고, 완치 판정 후 10년 이상 생존자도 늘어났다. 이는 여러 치료의 시너지 효과 덕분이다.

다각적 치료에는 부작용도 따르나, 의료진의 지침에 따라 부지런히 관리하면 극복할 수 있다. 치료 중 영양과 체력을 유지하고, 필요시 지지 치료(예: 조혈모세포 성장인자 투여 등)를 받으며, 환자 스스로도 긍정적 마음가짐으로 임하는 것이 중요하다. 힘든 과정이지만 완치를 위한 투자라고 생각하며 임할 필요가 있다.

진행 암 치료는 환자 혼자 견디기 힘들다. 가족과 팀원들의 격려와 도움이 필수이다. 치료 내내 의사소통을 원활히 하고, 궁금한 점은 반드시 질문하며, 힘든 부작용은 숨기지 말고 알려 함께 해결해야 한다. 이러한 적극적인 태도와 지원망이 치료 성공률을 높이고 암을 극복하는 힘이 된다.

참고문헌

- Trodella L et al. Long-term outcomes of operable stage III NSCLC in the pre vs post multimodal therapy era: 복합 치료 도입 전후 3기 폐암 장기 생존율 비교(복합 치료군 5년 생존 ~37%)[jto.org].
- *Journal of Thoracic Oncology*. 메타분석(2018): 3기 폐암 환자 수술+보조 치료 시행 시 5년 생존율 IIIA 38%, IIIB 36% 등 보고[jto.org].
- 국립암센터 폐암 진료 지침 2022: 3기 폐암의 동시 항암-방사선 치료 및 수술 적응증, 다학제 치료 권고사항(가이드라인 요약본).
- Curran WJ et al. Sequential vs concurrent chemoradiation in stage III NSCLC. *Journal of the National Cancer Institute*. 동시 요법이 생존율 향상시킴을 보인 연구(동시 화학방사선 5년 생존~15% vs 방사선 단독~5%)[tlcr.amegroups.org].
- Hanna N et al. Adjuvant chemotherapy for resected NSCLC meta-analysis. *Journal of Clinical Oncology*. 수술 후 보조 항암 치료의 생존율 향상(5년 생존 절대 5%p 개선) 근거 제시.

12

폐암 치료를 지지하라

- 운동과 식사

박지수 연세암병원 암예방센터 교수(종양내과)

폐암 치료 과정에서 운동과 식사(영양) 관리가 차지하는 비중은 생각보다 크다. 적극적인 치료만큼 중요한 것이 환자의 몸 상태를 최적화하고 치료로 인한 부작용을 견뎌 낼 수 있게 하는 것인데, 이 두 가지 기본 요소가 바로 운동과 영양이다.

폐암 치료에서 지지 요법의 중요성

암 진단 후 많은 환자가 체중 감소, 근력 약화, 의욕 상실 등을 겪게 된다. 이럴 때 규칙적인 운동은 체력을 유지하고 항암 치료의 부작용을 줄이며, 심지어 일부 연구에서는 암 재발 감소와 생존율 향상과도 연관이 있다고 보고된다. 폐암 치료 여정은 수술, 항암제, 방사선 등으로 오랜 싸움이 될 수 있고, 이 동안 환자의 신체적·정신적 기력이 소진되기 쉽다. 운동은 체력 회복 및 유지에 도움이 될 뿐 아니라 스트레스 해소와 우울감 완화 등 정신건강 증진 효과도 있다. 적절한 운동을 한 암 환자는 피로감을 덜 느끼고 치료에 대한 순응도가 높아지는 경향이 있다.

또한 충분한 영양 섭취는 치료 중 면역력 유지와 조직 회복에 필수적이며, 영양 불량 상태일 경우 치료 효과도 떨어지고 합병증 위험이 높아진다. 실제로 영양상태가 나쁜 폐암 환자는 치료 후 경과도 불량하고 생존 기간이 짧다는 연구가 있다. 따라서 폐암 환자와 보호자는 운동과 식사 관리가 치료의 일부라는 인식을 하고, 적극적으로 생활습관을 조절해야 한다.

암 환자의 열량과 단백질 필요량은 증가하지만 식욕 부진, 입맛 변화로 섭취는 줄어들어 영양 불균형이 생기기 쉽다. 이를 방치하면 체중 감소와 근 손실이 진행되어 치료를 견디기 어려워지고, 감염 등 합병증도 늘어난다. 그러므로 치료 초기부터 계획적인 영양 지원과 운동을 병행하여 환자의 컨디션을 지지해 주는 것이 중요하다.

운동의 효과

암 환자에게서 운동의 효과는 여러 연구에서 증명되어 왔다. 특히 폐암에서는, 항암화학 요법을 받은 폐암 환자의 피로감을 개선하고, 폐암 수술을 받은 환자의 심폐기능을 개선하며, 폐암 환자 전반의 근력을 향상시킨다는 결과가 보고되었다.

규칙적 운동은 근육량 유지에 도움이 되어 항암 치료 중 발생하는 근감소증(Sarcopenia)을 예방한다. 근육은 단순히 움직임에만 관여하는 것이 아니라 신진대사와 면역에도 중요한 역할을 한다. 근육량이 유지되면 항암제 대사를 견디는 능력이 향상되고, 면역세포의 기능도 활발해져 암과 싸우는 몸의 힘이 강화된다. 또한 운동은 심폐기능을 증진시켜 폐 수술 후 폐합병증을 줄이고, 방사선 치료로 인한 폐기능 저하에도 대비하게 한다.

폐암 환자에게 권장되는 운동으로는 유산소 운동(걷기, 자전거 타기 등)과 저항성 운동(가벼운 아령이나 탄력밴드 운동 등)이 모두 포함된다. 유산소 운동은 심폐지구력을 높이고 피로를 감소시키며, 저항성 운동은 근력을 유지하고 골밀도 감소를 막는다. 암 환자를 위한 운동 가이드라인에서는 주당 150분 정도의 중등도 유산소 운동(예: 일주일에 5회, 30분 걷기)과 주 2회 정도의 근력 운동을 권고하고 있다. 시작은 가벼운 강도로 하여 점차 늘리고, 치료 중 컨디션이 나쁘면 잠시 쉬었다 재개하는 유연성이 필요하다. 중요한 것은 꾸준함이다. 아주 짧은 산책이라도 매일 하는 것이 아예 안 하는 것보다 낫다. 이러한 생활 속 운동이 누적되어 치료 기간에 환자의 기초 체력 저하를 막아 주고, 치료 후 회복도 빠르게 해 준다. 일부 연구에서 폐암 수술 전 운동 프로그램(예: 수술 전 폐 재활 운동)을 시행한 환자가 수술 후 합병증이 줄고 입원 기간이 단축

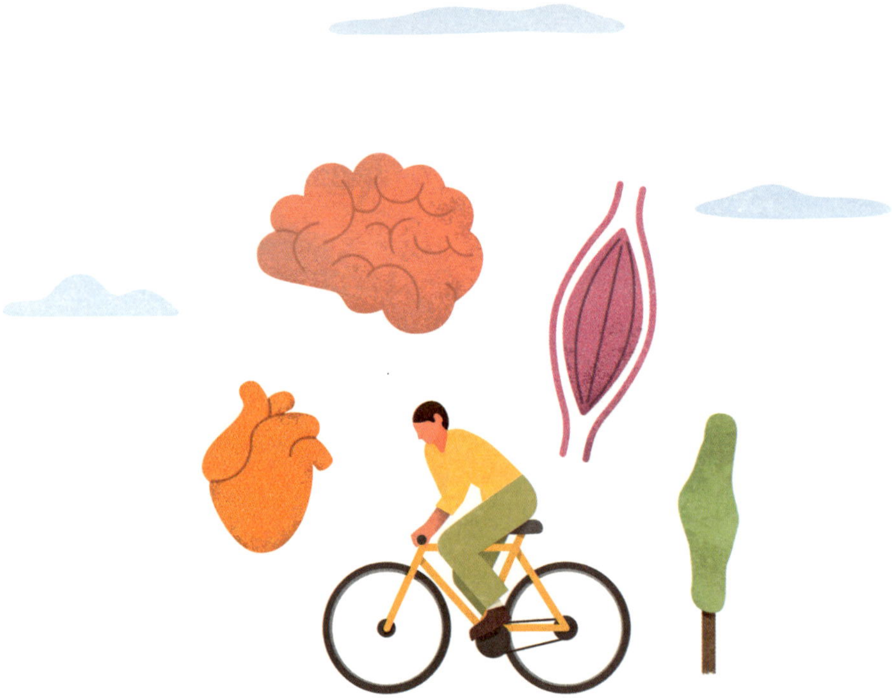

되었다는 보고도 있다. 또한 항암 치료 중 운동을 병행한 환자가 그렇지 않은 환자보다 삶의 질(QoL) 점수가 높고 우울 증상이 감소했다는 결과도 알려져 있다. 이러한 증거들은 운동이 단순 체력 이상으로 전인적인 회복에 기여함을 보여 준다.

식사와 영양의 중요성

폐암 환자의 영양 관리는 칼로리와 단백질 보충에 초점을 둔다. 일반적으로 암 환자는 체중 1kg당 하루 25~30kcal 정도의 에너지 섭취와 최소 1g/kg, 가능하면 1.5g/kg의 단백질 섭취를 권장하고 있다.

예를 들어 몸무게 60kg인 환자라면 하루 약 1,800kcal와 단백질 90g을 목표로 해 보자(일반적으로 닭가슴살, 쇠고기(살코기)나 생선 100g에 포함된 단백질이 20~23g 정도이고, 두부, 달걀 등에도 100g당 8~10g의 단백질이 포함되어 있다). 하지만 항암 치료 부작용으로 구역, 구토, 입안 염증, 미각 변화 등이 나타나 식사가 어려워질 수 있다. 이때는 조금씩 자주 먹기(소량씩 하루 5~6회 식사), 부드럽고 칼로리 높은 음식 선택(죽, 스무디, 영양보충 음료 등), 강한 향신료 피하기(미각 변화를 줄이기 위해) 등의 요령이 도움이 된다. 또한 단백질 섭취를 위해 살코기, 생선, 달걀, 두부 등 고단백 식품을 매 끼니 포함하려고 노력한다. 식욕이 없더라도 '경구 영양 보충제' 등을 활용하여 필수 영양소를 공급하는 것이 좋다.

수분 섭취도 중요해서 하루 8컵 이상 물이나 수분을 섭취하여 탈수를 막고 신장 기능을 보호해야 한다. 반면, 항암 치료 중에는 생식이나 날음식(회, 날달걀 등)은 피해서 감염 위험을 줄이고, 지나치게 자극적인 음식(매운탕, 짜고 매운 음식 등)은 입안 염증을 악화시킬 수 있으므로 주의한다.

영양 불량의 위험성

최근의 연구들에 따르면 폐암 환자의 영양실조율은 약 24% 이상으로, 영양실조 상태인 환자는 영양 상태가 정상인 환자에 비해서 생존기간이 유의하게 짧았다.

예상되는 원인으로는 첫째, 영양실조가 폐암 수술을 받는 환자에서 더 많은 합병증을 일으키고 회복을 더디게 하기 때문이고, 둘째, 영양실조가 면역 기능을 저하시키고 감염 가능성을 높이며, 항암 치료의 효과도 낮추기 때문이다. 특히 '악액질(Cachexia)'로 불리는 심한 영양실조 상태에 빠지면 치료 자체를 계속하기 어려워진다. 항암제의 용량을 줄이거나 치료 간격을 늘려야 할 수 있고, 심하면 치료 중단으로 이어져 암 제어에 실패할 위험이 있다. 그러므로 초기에 영양 상태를 평가하여 위험한 경우 영양 전문팀의 상담을 받고, 담당 의사에게 영양 상담을 요청하는 것도 좋다.

예후에 미치는 영향

적절한 운동과 영양 관리는 치료 부작용을 견디는 능력을 높여 줌으로써, 계획된 치료를 모두 받을 수 있게 도와 결국 치료 성적 향상에 이바지한다. 또한 암 환자의 삶의 질과 심리 상태를 개선하여 정신적으로 긍정적인 태도를 지니게 함으로써 간접적으로 예후를 좋게 한다.

일부 연구들은 적극적인 지지 요법이 동반된 환자군에서 생존 이점을 관찰하기도 했다. 예컨대 영양 상담과 보충을 받은 환자가 그렇지 않은 환자보다 생존율이 높았다는 결과가 있는데, 이는 영양 지원을 통해 환자가 치료를 완주하고 합병증을 줄인 덕분일 것이다. 운동 역시 암 재발을 줄일 가능성이 제기되는데, 신체활동이 면역계를 활성화하여 잔존 암세포의 성장을 억제할 수 있다는 가설이 있다.

물론 이러한 효과들은 환자마다 차이가 있고, 운동과 영양만으로 암이 낫는 것은 아니지만, 치료를 성공으로 이끄는 결정적인 조력자임에는 틀림없다.

정신건강 측면

운동과 영양은 환자의 정신건강에도 영향을 미친다. 폐암 치료 중 우울감이나 무기력감을 호소하는 환자가 많은데, 운동은 엔도르핀 분비를 촉진해 기분을 개선시키고 성취감을 준다. 또한 규칙적인 식사와 운동 루틴은 일상성을 회복시키며, 환자에게 "내가 내 삶을 관리하고 있다"는 통제감을 부여해 투병 의지를 북돋아 준다.

가족과 함께 산책하거나 식사 메뉴를 고민하는 등의 소소한 활동도 환자에게 사회적 교류와 정서적 안정을 주는 효과가 있다. 이런 측면에서 운동과 식사 관리는 단순 육체를 위한 것이 아닌 심신 통합적인 치유 활동이라 할 수 있다.

실제 환자 적용 사례

환자 D씨(70세, 여성)는 2년 전 비소세포폐암 4기 진단을 받고 표적치료제를 복용 중이다. 치료 초기에 종양이 많이 줄어들어 비교적 안정된 상태를 유지하고 있었지만, 1년이 지나자 약제 내성이 나타나 병변이 다시 커지기 시작했다. 이에 2차 치료로 항암화학 요법을 시작하게 되었는데, D씨는 평소 식욕이 부진하고 근력이 약한 편이라 주변에서 치료를 잘 견딜지 걱정이 많았다. 암 진단 후로 활동량이 줄면서 체중이 10kg 이상 감소했고, 계단 오르기도 숨이 찰 정도로 체력 저하가 있었기 때문이다.

담당 의사는 D씨와 상의하여, 항암 치료와 병행하여 영양 보충과 운동 프로그램을 함께 진행하기로 했다. 병원의 암 환자 운동치료실에 의뢰하여 매주 2회씩 암 재활 운동을 받도록 하고, 집에서는 하루 20분 이상 걷기를 목표로 하도록 했다. 또한 영양팀 상담을 통해

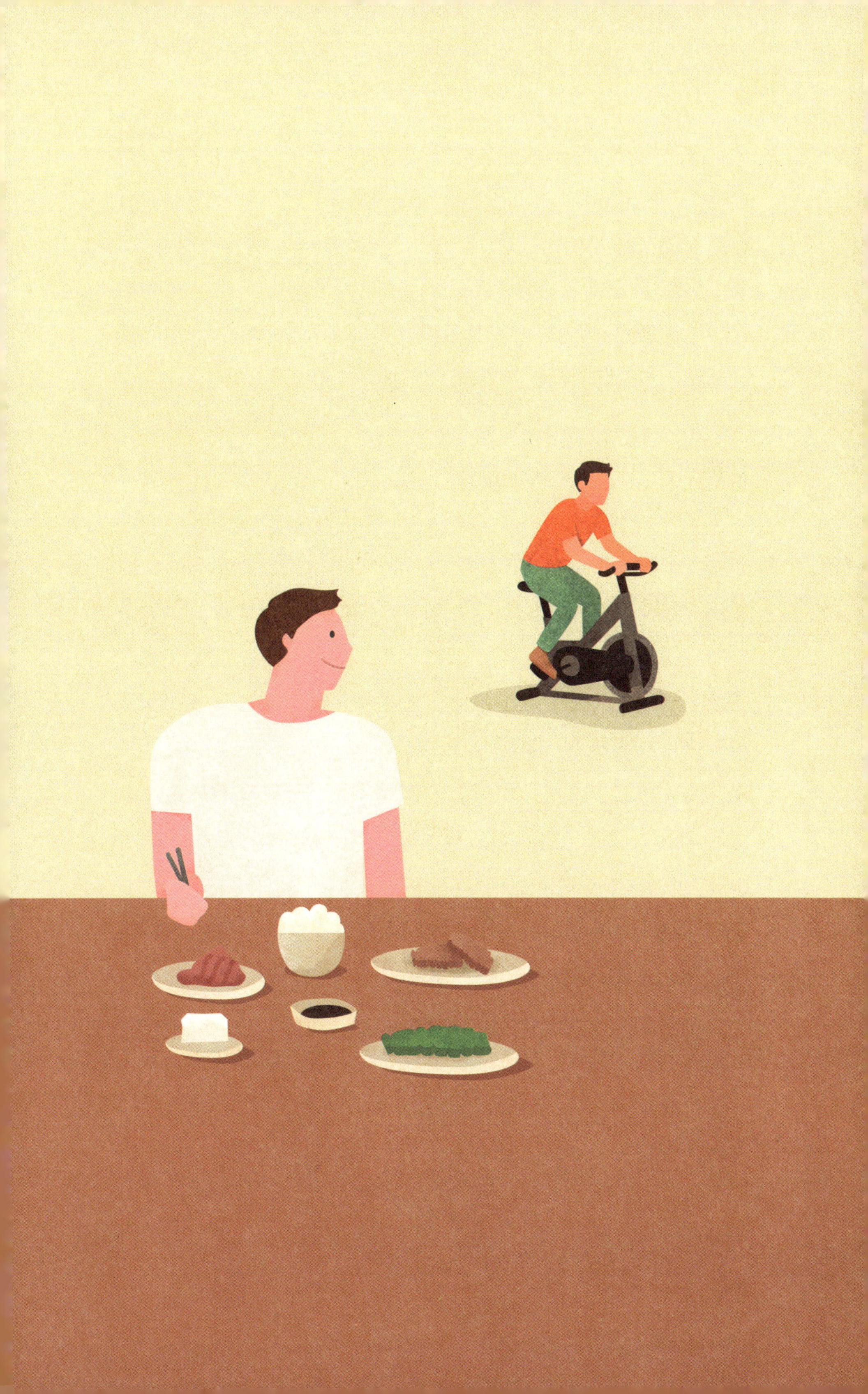

고단백 죽과 영양보충 음료를 처방받아 식사량이 부족한 경우 보충하도록 했다. 항암 치료가 시작되자 예상대로 입맛이 더 떨어지고 처음 2주간 체중이 2kg 빠졌지만, D씨는 의사의 격려에 따라 억지로라도 죽 반 공기와 단백질 음료 1팩은 꼭 먹으려 노력했다. 운동은 몸이 너무 지치지 않은 날에는 가볍게 집 주변을 산책하고, 병원 물리치료실에서는 스트레칭과 근력 운동을 꾸준히 따라 했다.

몇 주가 지나자 처음보다 피로감이 줄고 식욕이 약간 돌아오는 변화를 느꼈다. 특히 운동을 다녀온 날은 "몸이 개운하고 밥맛도 좀 난다"고 했다. 3개월 동안 4회의 항암주기를 마칠 때까지 체중을 비교적 잘 유지했고(오히려 1kg 증가), 혈액 검사에서도 영양 상태를 반영하는 알부민 수치가 개선되었다. CT 평가에서는 암이 더 커지지 않고 일부 줄어든 안정 소견을 보였다. D씨는 "식사와 운동이 이렇게 영향을 줄지 몰랐다. 처음엔 힘들었지만 조금씩 하다 보니 힘이 붙는다"며, 지금은 항암 치료가 없는 날에는 동네 노인복지관 체조교실에도 참석할 정도로 활동적으로 되었다. 그 결과 남편과 함께 가벼운 등산도 다닐 수 있게 되었고, 우울했던 정서도 많이 밝아졌다. 의료진은 D씨가 힘든 항암 치료를 잘 견딘 비결로 생활 습관 개선을 꼽으며, "약과 주사의 힘뿐 아니라 환자 자신의 노력과 관리가 치료 성공에 큰 몫을 했다"고 격려했다. D씨 사례에서 보듯, 몸을 움직이고 잘 먹는 기본을 지킴으로써 폐암과의 싸움에서 이길 수 있는 힘을 길렀다고 할 수 있다.

환자 교육 및 주의사항

• 주치의와 상의 후 시작

운동과 식사는 모두 개인별 맞춤 접근이 필요하다. 무리한 운동이나 특정 식단은 오히려 해로울 수 있으므로, 반드시 주치의나 전문 영양사, 운동 전문가, 재활의학팀과 상의하여 본인 상태에 맞는 계획을 세워야 한다.

특히 수술 직후나 항암 주기 바로 직후 등은 휴식이 더 필요한 시기일 수 있으므로, 언제 어떤 운동을 할지 의료진의 조언을 구해야 안전하다.

• 운동 실천 요령

암 환자 운동은 무리가 가지 않는 선에서 규칙적으로 하는 것이 중요하다. 피곤하면 강도를 낮추고, 컨디션 좋은 날엔 조금 늘리는 식으로 유연하게 조절해야 한다.

시작은 하루 5~10분 걷기부터 해도 된다. 익숙해지면 숨이 약간 차고 땀이 밴다 느낄 정도의 중등도 강도를 목표로 하되, 대화가 힘들 정도로 숨이 찬 강도는 피한다. 관절통이나 어지러움을 느끼거나 심하게 숨이 가쁘면 즉시 중단하고 휴식한다. 가벼운 스트레칭으로 근육을 풀고, 집안일도 활동량에 포함되니 가만히 누워 있기보다는 집안일이나 소일거리로 활동량을 늘려 보자.

운동 중 도움이 필요할 수도 있고, 친구나 가족과 함께 하면 동기

부여가 되므로, 동반자와 가까운 공원 산책을 하거나 재활운동 교실에 참여하는 것도 좋다.

• 식사

입맛이 없더라도 규칙적으로 식사 시간을 정해서 조금씩이라도 먹는 습관을 유지한다. 한꺼번에 많이 먹기 부담된다면 3끼 외에 간식(과일, 요거트, 견과류, 영양 음료 등)을 추가하여 총 섭취량을 늘린다.

물도 한꺼번에 많이 마시기 힘들면 수시로 조금씩 마셔 탈수를 예방한다. 맛 변화로 단맛이나 짠맛이 이상하게 느껴지면, 레몬즙이나 허브 등을 활용해 맛을 조절한다. 고기 냄새가 역하면 차게 식혀 먹거나 생강, 마늘 등 향신채를 이용해 냄새를 줄인다.

구강 위생을 철저히 해 입안 염증을 예방하면 먹을 때 덜 아프고, 입안을 항상 청결히 유지하면 미각도 조금 살아난다. 좋아하지 않는 음식은 영양을 고려해 바꾸거나 변형해서라도 먹도록 해 보자. 예를 들어 고기를 싫어하면 고기 대신 두부나 콩으로 단백질을 보충하고, 채소는 주스로 갈아서라도 섭취하도록 한다.

• 금지하거나 조심할 것

민간에 떠도는 암에 좋다는 식이 요법(예: 극단적 채식, 절식 요법 등)은 근거가 부족하며 오히려 영양결핍을 초래할 수 있으므로 피해야 한다. 특히 고단백 영양이 중요한 폐암 환자에게 무작정 굶거나 채소와 과일만 먹는 식이는 위험하다.

또한 항암 치료 중 영양제는 전문가 지시에 따라 필요한 것만 복용해야 한다. 술이나 담배는 당연히 삼가야 하며, 위생 관리에 신경 써서 날것, 비위생적인 음식 섭취로 인한 감염도 예방해야 한다.

• 전문가의 도움 활용

혼자 힘으로 식사 관리가 어렵거나 체중 감소가 지속되면 전문가의 도움을 받을 수 있다. 유럽 임상 영양 및 대사학회(ESPEN) 지침에서는 영양실조를 조절하기 위한 가장 중요한 방법으로 개인 맞춤형 식단을 처방받을 것을 권고하고 있다. 보통, 현재 암 치료를 받고 있는 병원의 영양팀에서 집중적인 영양 상담을 통해 환자에게 맞는 식단을 권고받을 수 있다. 식단 조절로 영양 보충이 충분하지 않다면, 경구 영양 보충제(일반적으로 구입 가능한 경구 영양 보충 음료가 여기에 해당한다)를 시도하고, 마지막으로 경장 영양제 투여 또는 경정맥 영양제 치료를 받을 수 있다.

운동도 마찬가지로, 암 환자 재활 프로그램이나 운동 프로그램, 물리치료를 처방받아 전문가 지도에 따라 운동하는 방법이 있다. 이러한 자원 활용을 주저하지 말고 요청해 보자.

운동과 영양은 치료의 기반

폐암 치료 효과를 높이고 부작용을 줄이기 위해 환자의 신체 상태를 최상으로 유지하는 것이 중요하다. 규칙적 운동은 근력과 면역력을 키워 주고 우울감을 줄이며, 균형 잡힌 식사는 치료를 견디는 에너지원이 된다. 이 둘은 단순 생활 습관이 아니라 치료의 한 축이다.

가능하다면 주 3~5회, 하루 20~30분 정도 숨이 약간 찰 정도의 유산소 운동을 해 보자. 또 일주일에 2회가량은 가벼운 아령이나 밴드를 이용해 근력운동을 병행하면 좋다. 자신의 체력에 맞게 조절하며 꾸준히 하는 것이 중요하고, 피로가 심할 때는 휴식을 취하되 이후 다시 재개하는 끈기가 필요하다. 운동은 치료 후 회복을 앞당기고 삶의 질을 향상시킨다.

영양 상태도 중요하다. 하루 고칼로리, 고단백 식사를 목표로 하되, 한꺼번에 못 먹으면 나누어 먹는다. 물은 충분히 마시고, 체중이 줄면 경고 신호로 받아들여야 한다. 입맛이 변해도 가능한 범위 내에서 다양한 음식군을 섭취하려 노력해야 한다. 특히 단백질 공급(육류, 생선, 달걀, 두부, 콩류 등)이 중요하다. 영양 불량은 치료 부작용을 증가시키고 예후를 악화시키므로 반드시 피해야 한다.

지지 요법이 환자의 예후를 개선한다. 연구에 따르면 운동과 영양 지원을 받은 암 환자가 치료를 완주하는 비율이 높고, 생존율도 향상되는 경향이 있다. 적절한 운동은 피로를 감소시키고 우울을 완화하며, 영양 개선은 감염 감소 및 조직 회복을 돕는다. 이는 결국 치료 효과 극대화로 이어진다.

한편, 새로운 운동이나 보조제 시작 전에는 항상 의료진과 상의해야 한다. 무리한 운동은 금물이고, 금식·편식 등 극단적 식이는 위험하다. 민간요법보다 의학적 조언을 따르고, 필요시 전문 영양사·재활 치료사의 도움을 받는다. 또한 흡연과 음주는 반드시 피해야 하며, 치료 중 구강 위생과 음식 위생을 철저히 지켜 감염을 예방해야 한다.

매일 10분 걷기, 한 숟갈 더 먹기 같은 작은 노력이 모여 치료 결과에 큰 차이를 만들어 낼 수 있다. 환자 본인과 가족들이 팀이 되어 운동 파트너, 식사 도우미가 되어 주면 더욱 좋다. 스스로 돌본 내 몸이 결국 암과의 싸움에서 이기는 힘이 됨을 기억하자.

참고문헌

- Rock CL et al. Nutrition and physical activity guidelines for cancer survivors. *CA: A Cancer Journal for Clinicians*. 2022.
- 국가암정보센터 암 환자 생활 관리-폐암 환자의 식사 요령, 운동 필요성 등에 대한 환자용 안내서(예: 금연, 영양, 신체활동 권장 내용 포함).
- Mele et al. Nutritional support in lung cancer patients: the state of the art. *Clinical Lung Cancer*. 2020.
- Arend et al. ESPEN guidelines on nutrition in cancer patients. *Clinical Nutrition*. 2017.
- Ulrich et al. Precision exercise effect on fatigue and function in lung cancer surgery: a randomized clinical trial. *JAMA Surgery*. 2025.
- Ligibel et al., Exercise, diet, and weight management during cancer treatment: ASCO Guideline. *Journal of Clinical Oncology*. 2022.

13

폐암 예방을 위한 슬기로운 일상생활 가이드

용승현 연세암병원 폐암센터 교수(호흡기내과)

홍태희 연세암병원 폐암센터 교수(흉부외과)

폐암은 전 세계적으로 가장 치명적인 암 중 하나이지만, 동시에 예방 가능성이 높은 암이기도 하다. 폐암 예방의 핵심은 위험 요인을 피하고, 폐 건강을 지키는 생활 습관을 실천하는 것이다.

작은 습관의 누적을 피해 폐암을 예방해야

무엇보다도 폐암의 가장 큰 원인인 흡연을 하지 않는 것이 최우선이다[cancer.org]. 담배 연기에는 수십 가지의 발암물질이 있어 장기간 흡연 시 폐세포에 돌연변이를 일으켜 암 발생 위험을 폭증시킨다. 통계에 따르면 폐암 환자의 약 80%는 흡연과 관련이 있으며[cancer.org], 흡연자는 비흡연자에 비해 폐암에 걸릴 위험이 수배에서 수십 배 높다. 그뿐만 아니라 간접흡연도 위험하여, 가족이나 동료의 담배 연기를 지속적으로 맡는 경우 폐암이 발생할 수 있다. 이 외에도 라돈 가스(집 안이나 건물 내 토양에서 나오는 방사성 기체), 석면 및 미세먼지 등의 공해 물질도 폐암 위험 요인으로 알려져 있다.

폐암은 증상이 늦게 나타나 조기 발견이 어려운 암이므로, 애초에 발생을 막는 것이 최선이다. 예방 수칙을 잘 지키면 폐암 발생 위험을 획기적으로 줄일 수 있다. 예컨대 담배를 끊으면 10년 후 폐암 위험이 흡연 지속 시의 절반 이하로 감소하고[nhs.uk], 라돈 노출을 저감하면 관련 폐암 사망을 예방할 수 있다[pmc.ncbi.nlm.nih.gov]. 특히 흡연하지 않는 사람의 폐암 발생률은 매우 낮기 때문에, 금연만으로도 폐암의 대부분을 예방할 수 있다는 말이 나온다.

또한 평소 운동, 건강한 식사 등 전반적인 생활 습관 개선은 폐암뿐 아니라 다른 암과 만성질환 예방에도 도움이 된다. 폐암 예방을 위

폐암 예방을 위한 실천 체크리스트

- 담배를 피우지 않는다 / 끊은 지 10년 이상 되었다.
- 실내를 자주 환기시키고, 라돈 농도를 확인한다.
- 미세먼지가 심한 날에는 외출을 자제하거나 KF94 마스크를 착용한다.
- 직업적으로 유해 물질에 노출될 때는 보호 장비를 착용한다.
- 폐암 고위험군(흡연력, 가족력 등)은 1년에 한 번 저선량 CT 검사를 받는다.
- 균형 잡힌 식사와 꾸준한 운동을 실천한다.

한 일상생활 수칙은 특별한 것이 아니라 누구나 실천할 수 있는 작은 습관의 누적이다. 중요한 것은 이를 꾸준히 지속하는 슬기로움이다. 폐암은 한번 걸리면 치료가 어렵고 고통이 크므로, 걸리지 않도록 예방하는 것이야말로 가장 현명한 길이다.

위험 요인 회피 전략

• 금연 및 흡연 예방

폐암 예방의 가장 강력한 방법은 흡연을 시작하지 않거나, 이미 흡연자라면 하루빨리 끊는 것이다. 담배 연기 속 타르와 발암물질이 폐 세포 DNA를 손상시켜 암을 유발하므로, 이를 피하는 것이 핵심이다. 특히 청소년과 젊은 성인의 경우 흡연을 시작하지 않도록 교육하고, 어른들도 금연을 결심해야 한다. 금연을 하면 5년 이내에 폐암 위험이 상당히 감소하고, 10년 이상 지나면 폐암 사망 위험이 흡연자의 30~50% 수준으로 떨어진다[medicalnewstoday.com | nhs.uk]. 금연을 도와주는 니코틴 대체요법(껌, 패치)이나 금연 클리닉의 약물 치료(챔픽스 등)를 활용하면 성공률을 높일 수 있다. 또한 전자담배나 물담배도 안전하지 않음을 명심해야 한다. 이들 역시 유해 물질이 포함되어 있어 장기간 사용 시 폐암 위험이 없다고 할 수 없다. 가장 좋은 것은 어떠한 형태의 담배 제품도 멀리하는 것이다.

간접흡연 역시 폐암 위험을 높이므로, 가족 중 흡연자가 있다면 반드시 집 안 실내에서는 흡연을 금지해야 한다. 직장 등 실내 공간에서도 금연 구역을 지키고, 간접흡연 노출이 많은 환경이라면 적절한 대처(환기, 마스크 착용 등)를 해야 한다. 가능하면 흡연자 가까이에 오래 머무르지 않는 것이 바람직하다.

• 라돈 노출 감소

라돈(Radon)은 무색무취의 방사성 기체로, 토양이나 지하수에서 자연 발생하며 환기 부족한 실내에 축적될 수 있다. 라돈에 장기간 노출되면 폐에서 방사선이 방출되어 폐세포를 손상시키며, 결국 암을 유발할 수 있다.

세계보건기구(WHO)는 라돈을 흡연 다음가는 폐암 원인으로 지목했다[pmc.ncbi.nlm.nih.gov]. 라돈 노출을 줄이려면, 특히 반지하나 1층 등 지면과 가까운 거주공간에서 정기적으로 환기를 하고 가능하면 라돈 측정기를 사용해 농도를 확인하는 것이 좋다. 국내에서도 간단한 라돈 측정 키트를 구해 방 안의 라돈 수치를 알아볼 수 있다. 만약 권고 기준 이상으로 높다면, 바닥 틈새나 벽의 균열을 보수하여 라돈 유입을 줄이고, 환풍기를 장시간 돌려 공기를 순환시키는 방법이 있다. 정부기관의 라돈 저감 지원 사업도 있으니, 수치가 높은 지역은 이를 활용해 전문적인 대책을 시행할 수 있다.

• 공기 오염 및 직업성 노출 관리

대기 중 미세먼지(PM2.5)나 차량 배기가스 등도 폐암 위험을 높이

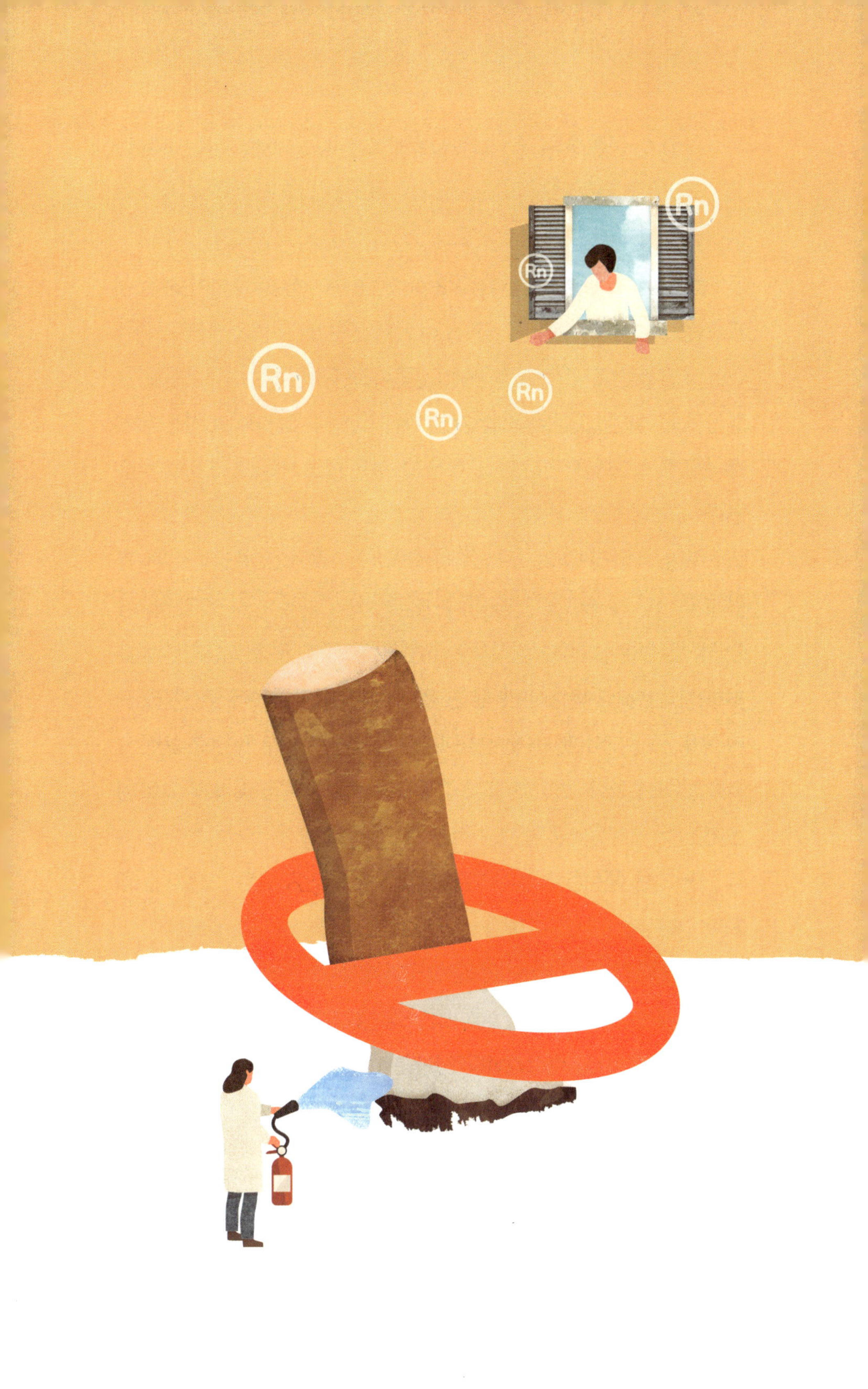
Rn
Rn
Rn
Rn
Rn

는 요인으로 지목된다. 특히 산업 지역 혹은 도심지 거주자는 미세먼지 경보 시 보호 마스크(식약처 인증 KF94 등급)를 착용하고 실외 활동을 줄이는 것이 좋다.

집 안에서는 공기청정기를 사용하거나, 환기할 때 오염이 적은 시간대를 선택한다. 또한 석면은 오래된 건물의 슬레이트 지붕, 단열재 등에 포함되는데, 폐에 흡입 시 악성중피종뿐 아니라 폐암 위험도 높인다. 집 수리나 건물 철거할 때 석면이 날릴 수 있으므로 전문 업체에 의뢰해 안전하게 처리하고, 직접 할 경우 반드시 보호 장비를 착용한다.

특정 직업군(예: 광산, 조선소, 건설, 폐기물 처리 등)에서는 다양한 유해 물질(비소, 크롬, 디젤 매연 등)을 관리하는 일을 한다. 따라서 특정 직업군(예: 광산, 조선소, 건설현장 등)에 종사하는 사람들은 석면, 비소, 크롬, 디젤 배기가스 등 발암물질에 노출될 수 있다. 이러한 작업 환경에서는 반드시 보호 마스크와 환기 장치를 사용하고, 정기적으로 작업장 안전 점검을 받아야 한다. 석면은 오래된 건물을 해체할 때 문제가 되므로 전문 업체를 통해 안전하게 제거해야 하고, 스스로 처리할 때는 보호복과 마스크를 착용해야 한다. 직업성 유해 물질에 노출된 근로자는 정기적인 건강검진으로 폐 이상 소견이 없는지 확인하는 것이 좋다.

• 실내 공기 관리(요리 환기 등)

가정 내에서도 폐에 해로운 연기를 만들 수 있다. 특히 조리 시 발생하는 기름 연기는 미세한 입자와 발암물질을 포함하고 있어, 오랜 기간 환기 없이 조리하면 폐암 위험이 높아진다는 연구들이 있다[link.springer.com]. 따라서 부엌에서 항상 환풍기를 가동하고 창문을 열어 환기하며, 연기가 많이 나는 고온 조리는 시간을 줄이거나 조리법을 바꾸는 것이 좋다. 연료로 석탄, 장작 등을 사용하는 농어촌 가정에서는 반드시 아궁이에 굴뚝을 설치해 연기가 실내로 들어오지 않게 하고, 가능하면 청정 연료(가스, 전기 등)로 교체하도록 한다.

• 건강한 생활 습관 유지

담배 연기나 유해 물질을 피하는 것 외에, 규칙적인 운동과 균형 잡힌 식사 같은 전반적인 건강 습관도 폐암 예방에 도움이 된다. 꾸준한 유산소 운동은 폐기능을 향상시키고 폐에 점막 방어력을 높여 준다.

또한 다양한 채소와 과일을 섭취하면 항산화 비타민과 식이섬유가 공급되어 폐세포 손상을 막는 데 일조할 수 있다. 연구에 따르면 신선한 과일을 많이 먹는 사람은 그렇지 않은 사람보다 폐암 발생률이 낮다는 보고도 있다. 물론 가장 중요한 것은 흡연 등 직접적 위험요인을 제하는 것이지만, 전반적인 건강 증진을 통해 몸의 면역체계를 강화하면 폐암뿐 아니라 모든 질병에 대항하는 힘이 커진다.

• 고위험군 정기 검진

폐암은 조기에 발견하면 완치율이 높아지므로, 고위험군에 대한 정기 검진이 권장된다. 30갑년 이상 흡연력이 있는 55~74세 성인은 매년 저선량 흉부 CT 검진을 고려해야 한다. 대규모 임상시험에서 이러한 고위험군에서 CT로 조기 폐암을 찾아냈을 때 폐암 사망률이 20% 이상 감소한 것으로 나타났다[pmc.ncbi.nlm.nih.gov].

검진을 통해 증상 없던 초기 폐암을 발견하면 수술 등으로 완치가 가능하다. 특히 장기간 흡연력이 있는 사람은 증상이 없어도 정기 CT 검사를 받는 것이 슬기로운 선택이다. 단, 검진은 방사선 노출이 있으므로 위험인자가 큰 경우에 시행하며, 의사와 상담하여 본인이 검진 대상인지 확인해 보자.

실제 일상 사례

65세 남성 E씨는 30년간 하루 한 갑씩 흡연해 왔지만 큰 이상 없이 지내 왔다. 주변에서 금연을 권했지만 "나는 건강하다"며 듣지 않던 그는, 60대에 접어들며 계속되는 기침과 잦은 가슴 답답함을 느끼기 시작했다. 마침 회사에서 실시한 정기 건강검진 안내를 받고, 의사로부터 고위험 흡연력에 해당하니 폐암 저선량 CT 검진을 받아 보라는 권유를 들었다. 처음에는 망설였지만 가족의 설득으로 검사를 받은 결과, 다행히도 폐 상엽에 초기 폐암(1기) 의심 결절이 발견되었다. 곧바로 대학병원에서 수술을 받았고, 주변 림프절 전이 없는 초기 단계였기에 완치 판정을 받았다.

E씨는 "만약 내가 계속 담배를 피우고 검진도 안 받았다면 이걸 모르고 넘어갔을 것"이라며 가슴을 쓸어내렸다. 수술 후 그는 바로 금

연을 실천했고, 폐를 보호하기 위해 꾸준히 걷기 운동을 시작했다. 지금은 금연 3년 차로, 폐기능도 호전되고 일상생활에 문제가 없다. E씨의 사례는 금연과 조기 검진이 폐암 예방과 조기 발견에 얼마나 중요한지 보여 준다.

한편, 50대 여성 F씨는 비흡연자였지만 남편이 집에서 담배를 피워 늘 연기를 맡아 왔다. F씨는 국가에서 무료로 제공하는 금연 클리닉에 남편을 등록시켜 금연을 돕고, 직접 집 지하실의 라돈 측정을 실시하여 농도가 다소 높게 나오자 전문가를 통해 바닥 균열을 막고 환기를 강화했다. 몇 년 뒤 남편은 담배를 끊었고 둘 다 폐암 검진에서도 이상이 없었다. F씨 부부는 "작은 생활 습관 변화들이 모여 큰 위험을 막아 냈다"며 생활 속 예방 수칙의 효과를 실감하고 있다.

환자 교육 및 주의사항

• 흡연 절대 금지

어떠한 형태의 담배도 피지 말아야 한다. 이미 흡연자라면 지금 당장 금연을 결심하자. 금연 시작은 늦을수록 손해이며, 일찍 끊을수록 위험은 감소한다. 전자담배나 물담배도 유해하니 대체제로 생각하면 안 된다[cancer.org]. 금연 초기에 힘들다면 보건소 금연 프로그램이나 의사의 처방을 받아 도움을 받자.

• 깨끗한 공기 유지

가정과 직장에서 간접흡연을 철저히 차단하고 환기를 자주 시켜야 한다. 지하 공간이나 1층 거주자는 라돈 검사를 고려하고, 필요시 라돈 저감 조치를 취한다. 미세먼지 심한 날은 KF94 마스크 착용 등으로 폐를 보호하고, 조리 시 환풍기를 꼭 켜는 습관을 들인다.

• 안전한 작업 환경

직장에서 유해 물질을 다룬다면 방호구를 반드시 착용하고 정기 폐 검진을 받는다. 석면 함유 자재를 다룰 땐 전문 인력에게 맡기고, 부득이 직접 처리 시에는 보호 장비를 갖춰야 한다.

• 건강생활 실천

평소 규칙적으로 운동하고 체력을 기르면 폐뿐 아니라 전신 건강이 좋아진다. 신선한 채소와 과일, 적정한 단백질을 포함한 균형식을 하고, 비타민과 항산화제가 풍부한 음식을 섭취하도록 한다. 단, 베타카로틴 같은 보충제를 흡연자가 고용량 복용하면 오히려 폐암 위험이 높아진다는 연구도 있으므로, 영양은 식품으로 섭취하고 보충제는 의사 상담 후 먹어야 한다.

• 정기 검진과 증상 체크

고위험군은 폐암 조기 검진(저선량 CT)을 정해진 주기에 받는다. 그 외에도 기침, 객담에 피가 섞임, 호흡곤란, 흉통 등의 증상이 새로 생기고 지속된다면 지체 없이 병원을 방문해 진료를 받아야 한다. 예방을 철저히 해도 폐암이 발생할 수 있으므로, 이상 신호를 놓치지 않는 것이 중요하다.

환자 교육 및 주의사항

- 폐암은 조용히 진행되기 때문에 증상 발생 전 예방과 조기 발견이 핵심이다.
- 모든 가족이 함께 금연하고, 함께 실내 환경을 개선하는 문화가 필요하다.
- 미세먼지와 라돈의 위험성에 대해 과학적 근거를 들어 설명해야 수용성이 향상된다.
- 폐암 예방은 고령자만의 문제가 아니므로 젊은 세대부터 실천해야 한다.

폐암의 대부분은 예방할 수 있다

폐암은 예방 가능한 암 중 하나이다. 특히 흡연, 환경 오염, 직업성 노출 등 변경 가능한 위험 요인을 적극적으로 관리하면 발생률을 현저히 낮출 수 있다. 예방은 개인의 선택이자 가족과 공동체를 보호하는 사회적 행동이다.

폐암 예방은 한 번의 선택이 아니라 매일의 습관이며, 오늘부터 실천해야 한다.

폐암의 주요 원인인 흡연은 전체 폐암의 80~90%를 차지하며, 금연으로 이를 크게 줄일 수 있다[cancer.org]. 간접흡연, 라돈, 석면 등도

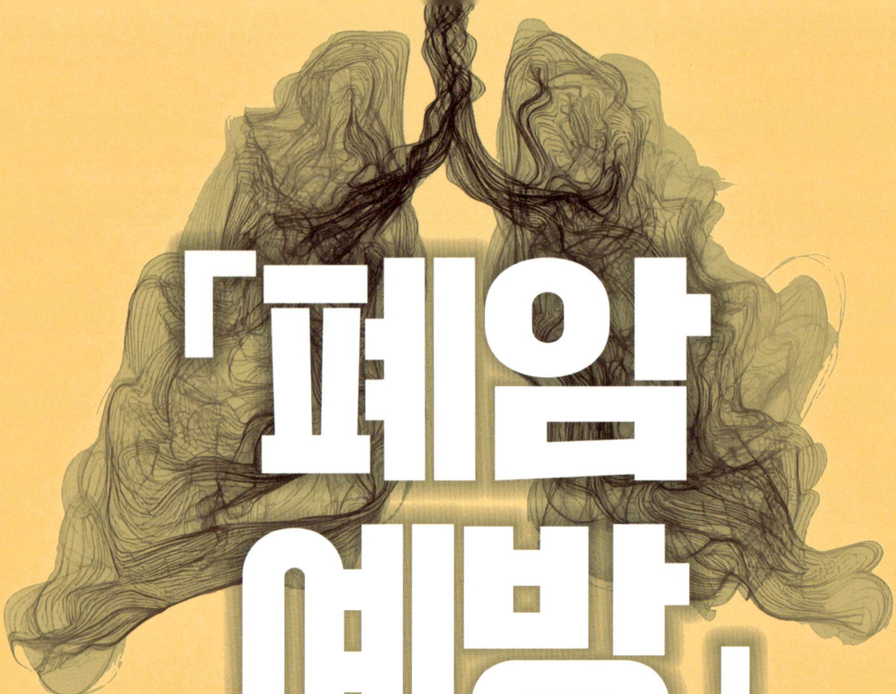

「폐암 예방」

일상에서 실천하세요!

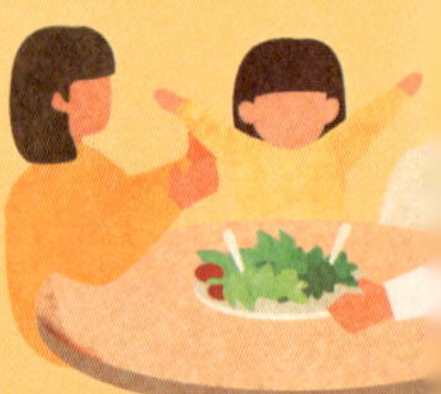

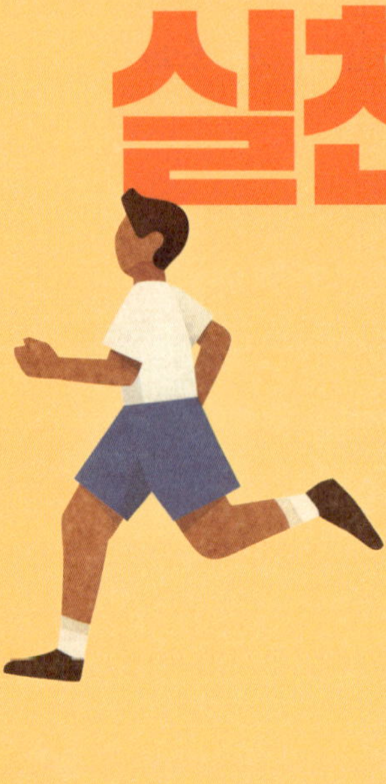

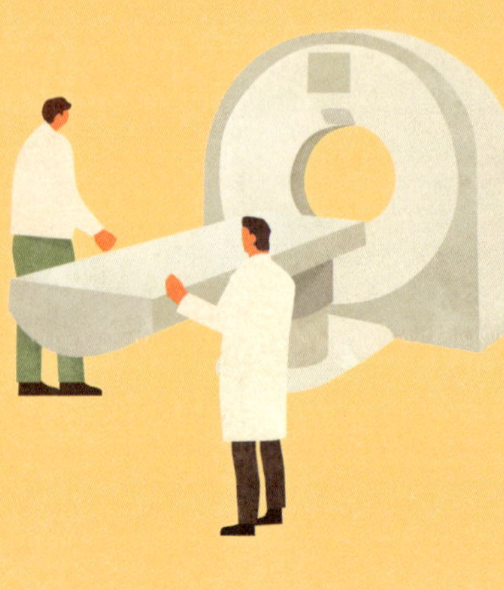

위험인자이므로 생활환경을 관리하면 폐암 발생을 최소화할 수 있다.

담배를 피우지 않는 사람이 폐암에 걸릴 확률은 매우 낮다. 흡연자는 금연을 통해 10년 후 폐암 위험을 절반 이하로 낮출 수 있다[medicalnewstoday.comnhs.uk]. 가족과 사회 모두 함께 금연 환경을 조성하는 것이 중요하다.

무엇보다 깨끗한 공기와 안전이 중요하다. 거주 공간의 라돈 수치를 확인하고 충분히 환기하고, 작업 환경의 발암물질 노출을 차단하고 보호구를 착용한다. 미세먼지 대책을 세우고, 주방에서는 환풍기 사용 등 실내 공기질 개선에 신경 쓴다[link.springer.com]. 이러한 노력이 누적되어 폐를 지켜 준다.

규칙적인 운동, 건강한 식사, 정기 건강검진은 폐암뿐 아니라 모든 암 예방의 기본이다. 특히 폐암 고위험군은 증상이 없어도 저선량 CT 검진을 통해 조기에 발견할 수 있다[pmc.ncbi.nlm.nih.gov]. 또한 기침 등 폐 이상 증상이 지속될 경우 빨리 진료를 받아야 한다.

폐암 예방은 특별한 것이 아니라 일상 속 작은 선택들에 달려 있다. 담배를 멀리하고, 맑은 공기를 마시고, 몸을 튼튼히 하는 매일의 실천이 쌓여 폐암을 막아 준다. 오늘부터 가족과 함께 폐암 예방 수칙을 생활화하여 평생 폐 건강을 지키는 슬기로운 삶을 만들어 가자.

참고문헌

- American Cancer Society. Lung cancer risk factors. 흡연과 폐암: 흡연이 폐암 사망의 약 80% 원인이며 간접흡연도 위험[cancer.org]. 금연 후 10년 이상 경과 시 위험 감소 언급.
- WHO 보고서, 국제암연구소(IARC). 라돈과 폐암: 실내 라돈 노출이 폐암 원인의 약 3~5% [pmc.ncbi.nlm.nih.gov]. 라돈이 흡연 다음으로 중요한 폐암 인자임을 강조[pmc.ncbi.nlm.nih.gov].
- National Lung Screening Trial(NLST) 결과-저선량 CT 검진으로 고위험군 폐암 사망률 20% 감소[pmc.ncbi.nlm.nih.gov]. 조기 검진의 유효성에 대한 대규모 근거.
- Gao Y et al. *Environmental Health*(2020). 조리 흄(fume)과 폐암: 부엌 환기 부족 시 폐암 위험 1.5배 증가 보고[link.springer.com]. 환풍기 사용 등 예방 효과 언급.
- 국립암센터. 한국인 폐암 예방 가이드라인: 금연, 직업성 노출 회피, 실내 공기 오염 관리, 식생활 등 종합적인 폐암 예방법 제시(국내 전문가 권고안).
- WHO: International Agency for Research on Cancer(IARC). *Air Pollution and Cancer*. 2013.
- Islami F et al. *CA: A Cancer Journal for Clinicians*. 2022; 72(1): 31-49(Global Cancer Prevention Update).
- 한국건강증진개발원. 라돈과 폐암 관련 국민건강 가이드(2022).
- 대한폐암학회 폐암 예방 리플렛(2023).
- National Lung Screening Trial Research Team. *New England Journal of Medicine*. 2011; 365: 395-409.